Dr Henry COLLEYE

MÉDECIN STAGIAIRE AU VAL-DE-GRACE

De la Mobilisation

DES

Fascias d'Accolement

En Chirurgie Abdominale

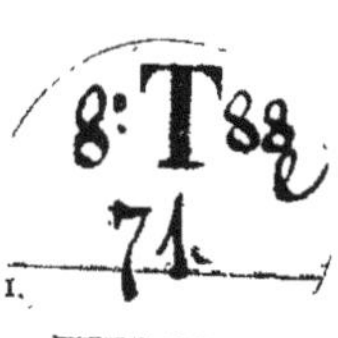

DE LA MOBILISATION

DES

FASCIAS D'ACCOLEMENT

EN CHIRURGIE ABDOMINALE

DE LA MOBILISATION

DES

FASCIAS D'ACCOLEMENT

EN CHIRURGIE ABDOMINALE

PAR

Le Dr Henry COLLEYE

MÉDECIN STAGIAIRE AU VAL-DE-GRACE

LYON

IMPRIMERIES RÉUNIES

8, RUE RACHAIS, 8

—

1907

A MES GRANDS-PARENTS

A MON PÈRE ET A MA MÈRE

> A qui je dois tout. Témoignage
> respectueux de reconnaissance
> et de filiale affection.

A MA SŒUR

A MON ONCLE René SONTAG

> Mon premier maître.

A MES PARENTS

A MES AMIS

À Général ABRIA

> Nous devons beaucoup à la sympathie dont il n'a cessé de nous entourer. Nous lui dédions ces quelques pages en témoignage de notre reconnaissance.

Au Docteur CHAMBÉ

> Il a été pour nous d'une affabilité extrême. Nous ne saurions assez le remercier.

A Monsieur le Médecin-Major R. PICQUÉ

PROFESSEUR AGRÉGÉ AU VAL-DE-GRACE

> L'accueil si spontané qu'il nous fit dans son laboratoire, son enseignement si éclairé et si vivant, qui nous a permis de parfaire ce travail, sont choses inoubliables.

A MES MAITRES CIVILS ET MILITAIRES

INTRODUCTION

Si la connaissance anatomique des processus d'accolement et des fascias de coalescence est une notion
déjà vieille en morphogenèse péritonéale, ce n'est qu'en
une période toute récente que la vulgarisation s'en est
faite. C'est presque d'hier que date l'idée de leur utilisation opératoire. Il y a là une méthode générale de technique, sur laquelle nous voudrions attirer l'attention.
Car si « *la coalescence des feuillets péritonéaux est une
loi embryologique, la persistance des fascias d'accolement, une constante anatomique, leur utilisation opératoire doit devenir une règle chirurgicale* »,

C'est sur ces termes que nous voudrions tout d'abord
nous expliquer. Le fascia d'accolement est un feuillet celluleux formé de deux lames fusionnées et qui reste la
persistante trace des feuillets péritonéaux disparus. En
effet, au cours du développement, en suite de la rotation
de l'anse intestinale primitive, certaines parties de l'intestin primitivement mobiles à l'extrémité d'un long méso
sagittal, viennent s'appliquer contre le péritoine pariétal
postérieur primitif. A cette époque, devant toute partie
de l'intestin ainsi appliqué contre le plan postérieur, il
existe deux feuillets péritonéaux en contact, séparés par

un espace virtuel. Sous une influence qui nous échappe, les lames endothéliales, ainsi mises en présence, se fusionnent. L'endothélium disparaît : l'intestin est collé, pour ainsi dire, au feuillet pariétal primitif. Il est devenu fixe; désormais, le péritoine pariétal voisin aura l'air de passer directement au-devant de lui, comme s'il était extra-péritonéal. Il n'en est rien, et ce n'est là qu'une grossière apparence. Dans le fascia résultant de la pression des deux feuillets accolés, on peut toujours cliver deux lames; le doigt qui fait ce travail de clivage glisse entre les deux feuillets péritonéaux anciens, fusionnés, mais non disparus. Il tend aussi à reproduire la disposition primitive. Il la reproduit en effet et rend aux portions fixes de l'intestin leur mobilité d'antan.

On conçoit aisément quelles ressources précieuses le chirurgien peut trouver dans l'utilisation de cette notion. La clé du succès, en chirurgie abdominale, c'est d'opérer aseptiquement, hors du ventre. L'obstacle, c'est la fixation des lésions et des organes frappés. Toute manœuvre de mobilisation, tout ce qui vise à donner aux organes une mobilité permettant l'extériorisation doit être recherché : d'où l'idée de l'utilisation du fascia.

Ce sujet nous a été inspiré par le docteur Leriche, chef de clinique du professeur Poncet. Ses travaux antérieurs, ses conseils, nous ont été précieux dans la conduite de ce travail. Nous sommes flatté et nous le remercions de nous avoir choisi pour développer une question qui lui était familière. Nous sommes fier de le placer sous l'autorité de son nom.

Grâce au concours si précieux de M. le médecin-major

R. Picqué, professeur agrégé au Val-de-Grâce, nous avons pu confirmer par nos recherches anatomiques les conclusions de nos devanciers. Nous apprécions trop l'honneur qu'il nous fit, en nous appelant si tôt à bénéficier de ses puissantes démonstrations, pour ne pas lui exprimer ici toute notre reconnaissance et notre vif désir de nous retrouver bientôt charmé et instruit par la parole du maître.

Pour être complet, nous n'avons pas craint de nous entourer des conseils de ceux qui s'étaient intéressés à la mobilisation des fascia. Le professeur agrégé Cavaillon, le professeur agrégé Patel, ne nous ont pas ménagé l'appui de leur savoir. Nous les en remercions vivement.

M. le professeur Vautrin, dont le nom reviendra souvent au cours de cette étude, nous a tenu au courant des résultats récents de sa technique, dans le traitement des pancréatites. Qu'il daigne croire à toute notre gratitude.

Nous remercions également M. le professeur Jaboulay, le professeur agrégé Villard, qui nous ont donné quelques observations nouvelles.

M. le médecin aide-major Fourcade répondit aimablement à notre appel en nous envoyant sa traduction du livre de Kehr. Nous ne saurions l'oublier dans nos remerciements.

En quittant cette Ecole, nous ferions preuve d'ingratitude, si nous n'assurions le corps enseignant de toute notre reconnaissance. Notre esprit médical s'est, en grande partie, formé dans les salles de l'hôpital Desgenettes. Nous ne l'oublierons jamais.

CHAPITRE PREMIER

LES FASCIAS D'ACCOLEMENT

Conception générale.

Recouverts par le vernis uniforme du péritoine, duodénum, côlon ascendant ou descendant semblent exclus
de la grande cavité péritonéale et faire corps avec la
paroi. Il n'en est rien. Même dépourvus de mésos, duodénum, côlon ascendant et descendant restent des organes intra-péritonéaux. Pendant la vie intra-utérine, ils
étaient intrapéritonéaux, appendus comme le tube digestif tout entier, par un méso sagittal et médian, à la
colonne vertébrale, mobiles dans le sens transversal,
autour de l'attache pariétale du méso. Chez l'adulte,
l'état fœtal, parfois persistant (en partie au moins), par
un vice d'évolution embryologique, peut l'être réalisé
facilement par la main de l'opérateur. Une telle mobilisation s'acquiert grâce à une lame celluleuse, tapissant
la face postérieure de l'intestin fixe et lui assurant son
individualité propre. Cette lame est un fascia, car elle
est assez épaisse, assez fasciculée, pour être dédoubla-
ble. Sous le duodénum et la tête du pancréas, ce sera le
fascia décrit par Treitz, sous le côlon descendant, celui

reconnu par Duval, sous le côlon ascendant, celui relaté par Duval, Alglave, Cavaillon.

La genèse de ces fascias est simple. C'est le reliquat d'une coalescence, d'un accolement de feuillets péritonéaux. A la suite de la rotation de l'anse intestinale, l'anse digestive, flottante au bout de son méso sagittal. perpendiculaire à la paroi postérieure de l'abdomen, va se renverser contre elle, mais en deux sens opposés. Une portion, la supérieure, va s'étaler sur la moitié droite de cette paroi postérieure; l'autre, au-dessous de l'angle gauche du côlon, va verser à gauche de la ligne médiane: tel le feuillet d'un livre déchiré en son milieu, dont on rabat les deux moitiés sur les pages précédentes et suivantes. Un véritable cul-de-sac péritonéal, dont le fond correspond à la racine médiane du méso primitif, s'établit ainsi entre le feuillet pariétal péritonéal et la face postérieure du méso étalé sur la paroi. Ce contact permanent de deux surfaces séreuses, immobiles, l'une sur l'autre, entraîne leur soudure. « Les deux épithéliums juxtaposés disparaissent en tant qu'épithéliums. Les nappes conjonctives sous-jacentes à chacun d'eux s'épaississent et se fusionnent en une lame unique, qui, lorsqu'elle présente une certaine importance, mérite le nom de *fascia d'accolement.* » (Fredet.) Le cul-de-sac s'oblitère donc par un processus d'accolement. Nous en retrouvons la trace sous la forme d'un fascia à deux feuillets fusionnés. C'est à Toldt, que nous devons la connaissance de ce processus.

Chose capitale, et qui fait de ces fascias un plan de clivage idéal, ils sont avasculaires. Les vaisseaux nourriciers de l'intestin compris dans l'épaisseur du méso pri-

mitif se trouvent naturellement placés en avant du plan
celluleux. Alglave, Cavaillon, Duval, dans leurs dissec-
tions, n'ont point trouvé de vaisseaux; Leriche, dans le
tissu cellulaire rétro-duodénal, n'a constaté que deux
fois, sur dix cadavres, une petite veinule insignifiante.
Nous-même, dans nos recherches, avec notre maître R.
Picqué, nous nous sommes assurés de l'absence d'une
vascularisation importante. Comme dans tous les segments fixés à la paroi, on retrouve sur le bord de l'intestin le système veineux de Retzius, que Lejars a décrit.
Mais ce ne sont que de simples veinules capillaires sans
importance chirurgicale.

Fixation du duodénum. Fascia d'accolement du duodénum.

Pendant les premiers temps de la vie intra-utérine,
l'anse duodénale et son méso sont dans le plan sagittal,
flottant librement dans le sens transversal, autour de la
racine du méso, sur la ligne médiane. Vers la sixième
semaine, au cours de la rotation de l'anse intestinale primitive, s'effectue une double rotation de l'estomac; la
première, autour d'un axe longitudinal, la seconde,
autour d'un axe antéro-postérieur. Cette dernière porte
en haut et à droite, l'extrémité pylorique de l'estomac
(Fredet). Cette action, combinée à la traction exercée par
le foie sur le duodénum, par l'intermédiaire de l'épiploon
gastro-hépatique (Pérignon), force l'anse duodénale et
son méso à se renverser à droite de la ligne médiane, à
se coucher sur leur flanc droit. La face droite du mésoduodénum est devenue postérieure, la gauche, anté-

rieure. A noter que le mésoduodénum contient entre ses deux feuillets l'ébauche du pancréas, et que cette glande a une évolution soumise à celle du méso qui la renferme. Une fois renversés à droite, le duodénum et son méso se trouvent appliqués contre le péritoine pariétal et les organes pariétaux sous-péritonéaux, rein droit et veine cave inférieure, et l'accolement va se produire.

D'après Toldt, cet accolement est terminé au sixième mois de la vie intra-utérine. « A dater de ce moment, le péritoine pariétal droit semble passer directement sur la face antérieure du duodénum et se continuer sans interruption avec le péritoine pariétal gauche. Le duodénum prend donc les caractères d'un organe sessile sous-péritonéal. Le méso ne réapparaît qu'aux deux extrémités de cet intestin, aux points de continuité avec l'estomac et avec le jéjunum. »

Rogie et son élève Poisson font partir l'accolement de l'angle de la troisième et quatrième portion du duodénum. La marche de l'accolement est tout autre. Ancel et Cavaillon l'ont montré. « L'accolement normal se fait autour de deux centres actifs de production séreuse, l'un inférieur, au niveau du point où la racine du mésentère croise la troisième portion du duodénum, l'autre, supérieur, vers l'angle duodéno-jéjunal. » Des jetées péritonéales vont du péritoine pariétal au bord du duodénum et arrivent à constituer deux véritables lames inférieure et supérieure. Ces deux lames, allant à la rencontre l'une de l'autre, le foyer inférieur (plus actif toutefois), de bas en haut, le foyer supérieur de haut en bas, vont opérer en hauteur l'accolement du duodénum. En largeur, la fusion se fait de gauche à droite. Le processus d'accolement peut n'être que partiel. Tout dépend du développement pris, soit par la lame inférieure, soit par la lame supérieure. A la lumière de cette notion de l'accolement, Ancel et Cavaillon expliquent facilement la genèse des multiples fossettes duodénales décrites par les auteurs. « La fossette duodénale n'existe pas en tant qu'individualité anatomique, contrairement à ce que croit Jonnesco; c'est une modalité péritonéale en évolution. » La coalescence peut même ne point exister. Roggie et Fredet, dans leur article, rapportent de nombreux cas de mésoduodénum persistant. Sencert en a présenté un cas à la Société biologique. Et l'on sait que cette fusion fait normalement défaut chez un grand nombre de mammifères.

Suivant la loi générale, la soudure de la face postérieure du mésoduodénum aux plans péritonéaux sousjacents a pour conséquences la formation, en arrière du duodénum et de la tête du pancréas, d'une couche conjonctive disposée en fascia. Treitz, en 1853, l'a décrit le premier sans en entrevoir l'origine. C'est le fascia de Treitz « tendu entre l'artère mésentérique supérieure d'un côté, le pylore, l'angle duodéno-jéjunal et toute la concavité du duodénum de l'autre, et tapissant la face postérieure du pancréas ».

Cet espace celluleux isole du plan vertébral le duodénum, la tête du pancréas, le canal cholédoque qui fait corps avec la glande. Un doigt qui suivrait ce trajet conjonctif, merveilleux plan de clivage, et détacherait le pédicule glandulo-intestinal, laisserait adhérents à la paroi, de dehors en dedans, le rein droit et l'uretère, les vaisseaux, la veine cave inférieure et les veines lombaires qui y aboutissent, l'aorte.

Le fascia d'accolement est avasculaire. Dans ses recherches sur la région rétro-duodénale, Leriche n'a trouvé que deux fois, sur dix cadavres, à la hauteur de la corde colique, une veinule insignifiante. Au cours de nos travaux opératoires sur le cadavre, avec notre maître R. Picqué, nous n'avons jamais rencontré de connexions vasculaires.

<h3 align="center">Fixation du cæcum, du côlon ascendant.
Fascia rétro-iléo-colique.</h3>

L'anse intestinale primitive subit un mouvement de torsion qui fait passer la portion gros intestinale sur celle qui donnera naissance à l'intestin grêle. Le cæcum et le côlon transverse se trouvent alors sous le foie (le côlon

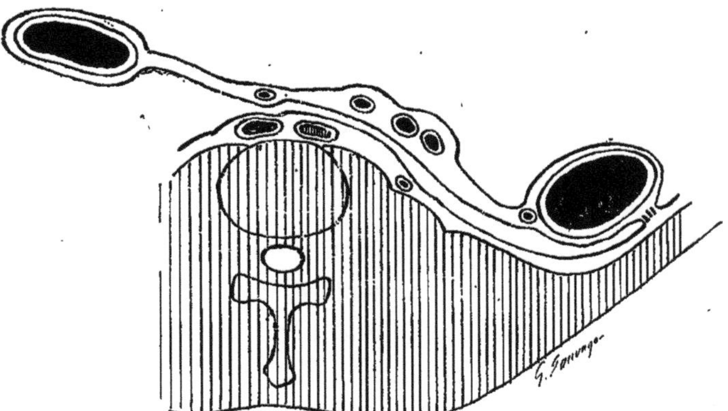

ascendant se différencie plus tard, lorsque le cæcum fait sa descente). Le mésentère commun, tordu près de sa racine, située au niveau de l'origine de l'artère mésentérique supérieure, relie l'un à l'autre côlon et grêle. Il flotte transversalement au-devant du duodénum et de la paroi abdominale sans y adhérer. Le méso contient l'artère mésentérique supérieure à direction transversale et les vaisseaux coliques. Une soudure se produit suivant une ligne transversale partant du point où émerge l'artère mésentérique supérieure du pancréas, pour aboutir au cæcum qui, ne l'oublions pas, est sous le foie, faisant suite au côlon transverse. Le mésentère, au-dessus

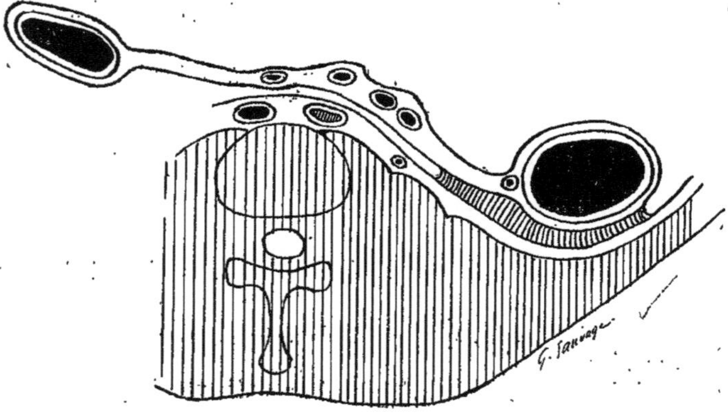

de cette ligne, forme le mésocôlon transverse; au-déssous, il est l'origine du mésentère proprement dit et du mésocôlon ascendant. C'est par la fixation de l'artère mésentérique que le mésentère s'individualise en mésocôlon ascendant et en mésentère. De ces deux mésos, l'un, situé à gauche de la ligne de coalescence, reste flottant, c'est le mésentère proprement dit, l'autre, à droite, se soude à la paroi et répond au côlon. De la mésentérique, l'accolement du mésocôlon ascendant progresserait de haut en bas et de dedans en dehors, vers le bord externe du côlon ascendant, qui se fixerait en dernier. Le plus souvent, le méso se fixe dans toute sa hauteur (74 fois p. 100, Trèves). Mais dans 26 p. 100 des cas, la coalescence n'atteint pas le côlon ascendant et il subsiste une partie du méso primitif. C'est là le mésocôlon ascendant de l'adulte.

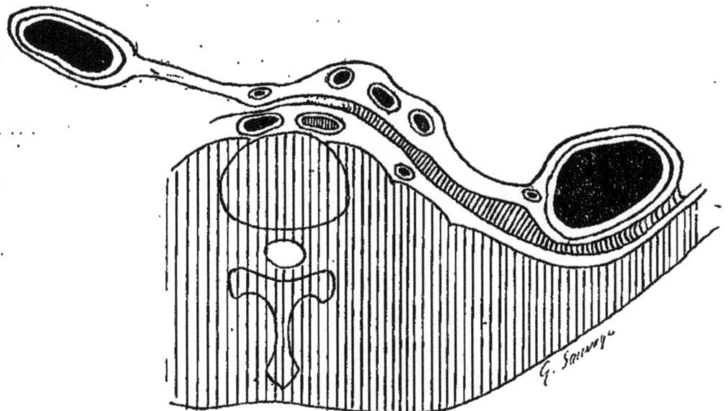

Les recherches d'Ancel et Cavaillon amènent à une conception toute différente du processus d'accolement et ne permettent plus de considérer le mésocôlon ascendant de l'adulte comme une formation primitive. Vers la fin du quatrième mois, l'angle droit du côlon se fixe. Le cæcum est alors sous le foie et le côlon ascendant très court. Il se produit d'abord un allongement du côlon ascendant, qui entraîne la descente du cæcum vers la fosse iliaque, allongement qui est suivi par un accroissement parallèle du mésentère. En s'allongeant, le côlon ascendant se fixe par son bord externe et de haut en bas, au péritoine pariétal. L'accolement du mésentère commun est toujours postérieur à celui du côlon. « Jamais, disent Ancel et Cavaillon, nous n'avons vu le mésentère commun soudé au péritoine pariétal, alors que le côlon ascendant était libre. » Parti de l'intestin, le processus de coalescence atteint le mésentère commun, progresse

de haut en bas et de dehors en dedans, pour s'arrêter
aux environs de l'artère mésentérique supérieure, qu'il
arrive parfois à dépasser.

A aucun moment de son évolution, le côlon ascendant
n'a donc de méso propre. Il est alors difficile de voir
dans le méso ascendant de l'adulte une persistance de
l'état fœtal. De plus, la dissection permet d'isoler quatre
feuillets dans sa constitution : deux feuillets internes
formés par les deux feuillets du mésentère commun (ils

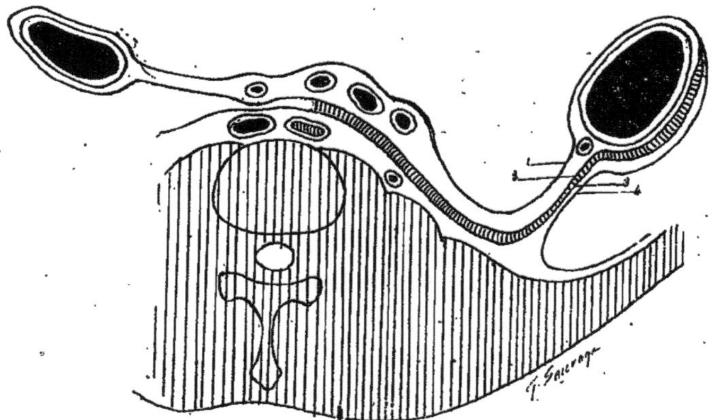

renferment les artères coliques), deux feuillets externes
(entre eux passent les veines de Retzins). Ces deux feuillets externes sont dus à la traction exercée par l'intestin
sur le péritoine pariétal. Ce dernier, « attiré en avant
comme avec une pince », se double sous la forme d'un
véritable pli et s'accole aux deux feuillets du mésentère
commun, qui se trouvent à sa gauche. Le mésocôlon
ascendant de l'adulte est une formation secondairement
acquise.

La trace de l'accolement persiste sous la forme d'un
fascia d'accolement, dont l'étendue répond à la surface

du feuillet postérieur du mésocôlon ascendant. Cette surface est celle d'un triangle limité, à sa droite, par le bord libre du côlon, à gauche, par l'artère mésentérique supérieure, en haut, par la ligne d'adhérences allant de l'origine de la mésentérique à l'angle hépatique du côlon. Ce fascia, décrit par Alglave sous le nom de fascia rétro-iléo-colique, recouvre la tête du pancréas dans sa partie située au-dessous de la racine du mésocôlon transverse, fascia analogue à celui que nous avons décrit plus haut, en arrière du duodénum et du pancréas, sous le nom de fascia de Treitz. Le fascia rétro-iléo-colique passe ensuite au-devant de la face antérieure du pôle inférieur du rein droit où il a été reconnu par Zuckerkandl, au-devant de la paroi abdominale postérieure et des organes fixés à cette paroi, comme l'uretère, la veine cave inférieure. Il est avasculaire.

Fixation du côlon descendant et du côlon iliaque. Fascia d'accolement rétro-colique de Duval.

Il en est du côlon descendant comme du reste du tube digestif de l'embryon. Il est appendu au mésentère terminal où passent les artères coliques gauches, branches de la mésentérique inférieure. Sous le poids de la masse formée par l'anse ombilicale, qui comble la partie droite de l'abdomen, intestin et méso versent contre la paroi abdominale postérieure, à gauche de la ligne médiane. Il y a donc primitivement un mésocôlon descendant, tandis qu'il n'y a pas d'ascendant. L'accolement des deux séreuses en présence commence au niveau du rein et au voisinage de la ligne médiane. Il s'établit ainsi entre la

colonne vertébrale et le rein un sorte de recessus, dit
intersigmoïde, qui peut persister chez l'adulte. Puis l'accolement continue de dedans en dehors, ici, soudant le
mésocôlon d'abord, le côlon en dernier. Lorsqu'il subsiste chez l'adulte un mésocôlon descendant, on est donc
en droit d'admettre l'arrêt du processus de fusion et la
persistance d'un état fœtal. Cependant, Ancel et Cavaillon ont plus souvent rencontré un mésocôlon descendant
à quatre feuillets qu'à deux feuillets. Le méso de l'adulte
est tantôt primitif, tantôt secondaire.

La coalescence de la séreuse postérieure du mésocôlon
au péritoine pariétal entraîne la formation d'un fascia
d'accolement en arrière de l'axe conjonctivo-vasculaire
du méso (artères coliques gauches), au-devant du rein,
de ses vaisseaux, de l'uretère, des vaisseaux spermati-
ques, de l'aorte. Les limites du fascia sont celles du
champ d'accolement colique. « En dedans, la ligne médiane sur l'aorte, à gauche de la naissance de l'artère
mésentérique inférieure; en dehors, le bord externe des
côlons descendant et iliaque; en haut, l'insertion pariétale oblique, en haut et à gauche du mésocôlon transverse; en bas, la racine secondaire du mésocôlon pelvien. » Duval, dans sa thèse, a étudié ce plan de clivage,
qu'il a toujours vu dénué de toute connexion vasculaire.

De l'étude que nous venons de faire des fascias d'accolement découle cette conséquence : en arrière de tout
intestin accolé à la paroi abdominale, il reste un feuillet
celluleux, facile à élever des plans voisins, représentant
un des feuillets du méso primitif et fusionné avec le feuillet pariétal postérieur primitif. Dès lors, était permise

l'idée de reproduire les dispositions embryonnaires, pour redonner aux organes leur mobilité première. Il y avait là toute une méthode générale de technique chirurgicale. Il nous reste à montrer le secours qu'elle apporte aux divers temps de la chirurgie abdominale.

CHAPITRE II

DE LA MOBILISATION DU DUODÉNUM

Historique.

C'est à l'école du professeur Terrier que revient l'indication première de la mobilisation du duodénum. En 1895, son élève Jourdan conseille, d'après ses recherches sur dix cadavres, de recourir au décollement de la tête du pancréas, pour atteindre les calculs de la portion rétro-pancréatique du cholédoque. En 1899, Wyart étudie les voies d'accès du cholédoque et en particulier la voie rétro-pancréatique. Entre temps, un semblant de mobilisation avait été tenté par Vautrin. Il ne visait que la portion rétro-duodénale du cholédoque. Dans les trois observations de la *Revue de Chirurgie*, de 1896, Vautrin essaie simplement de séparer le cholédoque de la première portion du duodénum et n'y arrive que sur une étendue de 1 centimètre 5. Il lui manquait la notion du plan de clivage embryologique. A. Lane (1894), Monprofit (thèse de Jeanty, 1900), Czerny, Rochard s'attaquent avec des succès divers à la portion rétro-duodénale.

En 1900, Jeanty rejette la voie rétro-pancréatique de Wyart, qui lui semble difficile à suivre sur le vivant.

Mais le procédé n'est réellement né qu'avec Kocher, en 1903. Avec lui, la mobilisation du duodénum a reçu la sanction de l'acte opératoire, et surtout Kocher donna à la manœuvre la sûreté qui lui manquait, en lui apportant le substratum embryologique. Dans son article du *Centralblatt*, Kocher cherche dans la mobilisation le moyen de rendre habituelle la gastro-duodénostomie de Jaboulay, telle que M. Villard l'a définitivement fixée, pour la substituer à la gastro-jéjunostomie, moins physiologique. Lorenz, Berg confirment dans leurs travaux d'amphithéâtre l'opinion de Kocher, mais ont surtout en vue la cholédocotomie rétro-duodénale. En octobre 1903, De Quervain publie, dans le *Centralblatt*, une observation de cholédocotomie rétro-duodénale, après mobilisation. L'année suivante, au 33ᵉ Congrès de chirurgie allemande, Kraske recommandait ce procédé pour les calculs rétro-pancréatiques. Payr en citait un cas personnel. Dans son livre, Kehr rapporte l'observation de Payr. Ce dernier, dans le *Deuts. Zeits. Chir.*, 1904, met au point la question, au point de vue biliaire.

En 1905, la thèse de Desjardins fait du décollement du duodénum et du pancréas la clé de toute la chirurgie du pancréas. Les publications de Kœrte, l'importante communication de Sencert, à Nancy, viennent souligner à nouveau toute l'importance de la méthode, dans la chirurgie biliaire. Dans la gastrectomie, Gross, puis Sencert n'hésitent pas à recourir à la mobilisation. Lorenz rapporte cinq observations nouvelles de cholédocotomie rétro-duodénale. Villar, dans son rapport au 18ᵉ Congrès de chirurgie, considère le décollement comme nécessaire à l'exploration du pancréas.

Leriche tend à systématiser la mobilisation, dont il étend les indications et dont il voudrait faire un procédé courant en chirurgie gastrique. Son utilisation permettrait d'améliorer encore le résultat des résections pour cancer, et à ce titre, devrait être plus connue. Son mémoire, dans le *Lyon Médical* de mai 1906 est une revue d'ensemble des plus complètes sur la question. La mobilisation du duodénum doit s'appliquer à la pyloro-gastrectomie (*Revue Chir.*, 10 juillet 1906), à la gastrectomie annulaire médio-gastrique (*Arch.Prov. Chir.*, mars 1907). Les travaux de Sencert (*Rev. de Gyn.*, 1906), de Delagenière (*Archives Rev. de Chir*, 1906) appellent à nouveau l'attention sur la mobilisation dans la cholédocotomie.

Le récent travail de Vautrin (*Archiv. Prov. de Chir.*, 1907) semble établir d'une façon définitive la cholédocotomie rétro-duodénale et rétro-pancréatique, après mobilisation du duodénum. Dans le *Précis des Prosecteurs*, Guibé recommande et décrit le procédé en chirurgie biliaire. Enfin, l'article de Desjardins, dans la *Revue de Chirurgie* (1907) fait de la mobilisation du duodénum, temps essentiel de toute pancréatectomie, un procédé tout d'actualité et qui semble destiné à entrer de plus en plus en faveur.

Technique de la mobilisation du duodénum.

Pour intervenir sur une région aussi profonde que la région sous-hépatique, il importe de produire une lordose accentuée de la colonne vertébrale, qui fait saillir l'espace sous-hépatique. Aussi, faut-il glisser sous la région dorso-lombaire un coussin, un sac de sable, ou un billot. Cette hyperextension du tronc s'obtient également avec des tables spéciales, comme celles de Cunéo, de Kelling. Nous attachons une grande importance à cette position.

Toute incision de la paroi abdominale est bonne, si elle est grande (15 à 20 centimètres) et donne un jour suffisant. La simple laparotomie médiane à laquelle on ajoute une branche transversale parallèle aux fausses côtes, en L renversé, par conséquent, est très utile dans la pylorectomie (Leriche). On peut donc l'employer systématiquement quand on pense à la mobilisation duodénale. Que si l'on a pour objectif les voies biliaires, on se ralliera à l'incision en baïonnette de Kehr, admise par tous aujourd'hui, après Terrier, Vautrin, ou à l'incision oblique latérale de Mayo Robson, avec Delagenière, Villar.

Le péritoine incisé, on aperçoit la vésicule reposant sur le pylore et au-dessous, le côlon. L'hyperextension du tronc fait que le foie tombe de son propre poids sous le dôme diaphragmatique. Deux longs écarteurs le soulèvent fortement en haut. La main d'un aide attire l'angle hépatique du côlon et le côlon ascendant en bas, à gauche et en dehors. La seconde portion du duodénum et le péritoine pariétal postérieur au-devant du rein droit apparaissent alors facilement.

Pour tomber dans le plan de clivage du fascia d'accolement, il suffit d'inciser doucement le péritoine, au voisinage du bord du duodénum. Le bistouri est aussitôt posé; les doigts, introduits par la plaie séreuse, amorcent le décollement. La forme, le siège et l'étendue de l'incision varient avec les intentions de l'opérateur.

S'agit-il, par exemple, d'extraire un calcul de la portion rétro-duodénale du cholédoque ? La mobilisation du duodénum pourrait peut-être se limiter à celle de l'angle supérieur. C'est le petit décollement, *le décollement à la Vautrin.* L'angle duodénal est saisi entre les mors d'une petite pince qui l'attire. Une incision partie du bord de l'épiploon gastro-hépatique contourne sur une longueur variable l'angle duodénal en dehors et chemine « dans la gouttière séreuse comprise entre le feuillet péritonéal postérieur et le duodénum lui-même ». On prolonge l'incision du péritoine « parallèlement à la ligne de réflexion du feuillet supérieur du mésocôlon transverse sur le feuillet péritonéal postérieur ». On insinue le doigt entre les lèvres de l'incision de la séreuse et l'on commence le décollement en arrière de l'angle duodénal. « Le décollement est amorcé en suivant le bord droit du cholédoque, derrière et au dedans du coude de l'intestin; il est continué en dehors de la portion descendante du duodénum sur une certaine étendue. » Rapidement, le duodénum se trouve libéré sans hémorragie, jusqu'au niveau du relief pancréatique et est attiré en dedans et à gauche, maintenu par un aide. Le cholédoque rétro-duodénal s'offre alors en entier à l'exploration.

En règle générale, il vaut mieux recourir, selon nous, à la mobilisation totale et au *grand décollement du duodénum à la Kocher* de l'angle supérieur, décollement qui comprend la tête du pancréas. Le péritoine pariétal au-devant du rein sera incisé le long du bord droit de la portion descendante du duodénum, depuis l'angle supérieur jusqu'à l'angle inférieur, tantôt à deux travers de doigt (Kocher), tantôt légèrement en dehors de l'intestin.

Le tracé de cette incision se trouve un peu compliqué par la présence du mésocôlon transverse. La racine du mésocôlon transverse croise, en effet, la portion descendante du duodénum à sa partie moyenne et la divise en segments sus et sous-mésocoliques. Cette insertion revient brider la portion verticale du duodénum, empêchant son décollement et son renversement, nécessaires pour mettre au jour la face postérieure du pancréas.

On triomphe de cette difficulté opératoire de deux façons.

Kocher effondre le mésocôlon et lui fait une large brèche. Il relève le côlon transverse et passe dans l'étage inférieur pour y compléter l'incision au bord droit du segment inférieur de la deuxième portion.

Cette façon de faire est mauvaise. Il vaut mieux porter l'incision en dehors du côlon. Aussi, est-ce la pratique actuelle de Delagenière, Leriche, Sencert et Vautrin. L'incision du péritoine se fait alors suivant une ligne plus ou moins sinueuse, commençant au niveau de l'extrémité supérieure de la portion descendante du duodénum, longeant son bord droit, se recourbant légèrement en dehors pour passer à côté du bord droit de l'angle sous-hépatique du côlon ou du mésocôlon ascendant, si celui-ci existe.

L'incision pariétale faite, l'index amorce alors le clivage rétro-duodénal et rétro-colique du côlon ascendant à l'hiatus de Winslow. Quelques coups de doigt entraînent l'angle colique, par lequel on commence le décollement. On arrive ainsi au bord externe de la portion verticale du duodénum, sous laquelle on glisse à nouveau les doigts. Petit à petit, côlon et duodénum se trouvent détachés de la paroi. On poursuit le décollement jusque derrière le pancréas, cherchant à atteindre la ligne médiane et l'aorte, surtout s'il s'agit d'une pancréatectomie (Desjardins). Seulement le décollement, facile si on l'effectue de droite à gauche, devient très difficile si, comme le fait remarquer Sencert, on l'effectue de haut en bas. La raison pour lui est que de droite à gauche on suivrait la direction de l'accolement primitif.

Ainsi libérés, l'arc duodénal et la tête du pancréas qu'il enserre acquièrent une mobilité que l'on peut diversement utiliser. Veut-on avoir sous les yeux la portion rétro-pancréatique du cholédoque ? L'aide n'a qu'à saisir la portion descendante du duodénum et l'angle du côlon avec les quatre doigts de la main gauche, dont le pouce presse sur la face antérieure du pancréas. Autour du point d'appui du pouce comme charnière, il bascule en avant la face postérieure du duodénum et de la tête du pancréas. Le cholédoque rétro-pancréatique s'offre ainsi de lui-même, pour ainsi dire, hors du centre, à l'exploration et à l'intervention du chirurgien. Dans ce renversement, la partie la moins mobilisée est l'angle supérieur du duodénum, qui tient au foie par le ligament hépato-duodénal. Le duodénum peut être tiré en avant, de la distance qui le sépare de l'axe de la rotation. Or, celle-ci se fait autour d'un axe qui continue le pédicule biliaire du petit épiploon. Ce dernier point importe surtout en chirurgie gastrique. Dans une gastro-duodénostomie, c'est avec la deuxième portion du duodénum qu'il faut anastomoser l'estomac; et non pas avec la première, qui est la moins mobile.

De bonnes raisons militent en faveur du procédé que

nous venons de décrire, c'est-à-dire le décollement simultané de l'angle hépatique et du duodénum. La manière de faire de Kocher (brèche du mésocôlon transverse) expose à l'hémorragie. Elle nécessite une suture consécutive, qui allonge l'opération. De plus, l'incision, dans sa partie inférieure, court le risque de rencontrer et de sectionner les vaisseaux coliques droits et moyens : ce qui amènerait la gangrène du côlon transverse ou ascendant. Avec l'incision en dehors du côlon, l'intestin emmène avec lui ses vaisseaux qu'on ne risque plus de blesser. Enfin, quand le côlon transverse remonte haut, quand l'angle sous-hépatique est fixé, quand le côlon ascendant repose directement sur le flanc droit de la portion verticale du duodénum, on est bien obligé de recourir à une incision péritonéale sur le bord droit du côlon ascendant et de mobiliser à la fois côlon et duodénum.

Si la manœuvre est simple et rapide, il semble qu'il y aurait tout à craindre d'un procédé qui ne va rien moins qu'à créer dans la cavité abdominale une vaste surface dénudée. Il n'en est rien. L'intervention terminée, la plaie opératoire se trouve à nouveau comblée par les organes qui recouvrent leur place. Pour plus de sûreté, on peut suturer les deux lèvres de l'incision du péritoine. Est-il impossible de rapprocher les organes de la paroi postérieure (c'est le cas de la gastro-duodénostomie latérale de Kocher) ? On a recours alors aux manœuvres de péritonisation, utilisant, s'il est besoin, le mésocôlon et le grand épiploon. En incisant à deux bons travers de doigt du duodénum le péritoine, on a un lambeau suffisant pour recouvrir la face postérieure de l'intestin, après une gastro-duodénostomie latérale de Kochèr.

Une difficulté parfois insurmontable vient des adhérences d'origine vésiculaire, qui unissent foie et première portion du duodénum. Il est exceptionnel, cependant, de ne pouvoir se frayer une voie d'accès jusqu'au
duodénum. « Dans le petit bassin, pour cliver les
annexes, on fait bien pire. » (Leriche.)

Une autre difficulté, d'ordre anatomique celle-là, peut
venir d'un ligament cystico-duodéno-épiploïque décrit
par Ancel et Sencert. Ce ligament, prolongement à droite
du petit épiploon, masque toute la région. Pour voir
clair, il n'y a qu'à l'inciser transversalement, car il est
avasculaire.

Quant aux dangers de la méthode, ils sont nuls. Les
fascias sont des plans avasculaires; il n'y a donc pas à
redouter d'hémorragie, même chez les hépatiques. Au
cours du décollement, n'y aurait-il pas risque à perforer
l'intestin ? Non, la tunique musculaire garde sur la face
postérieure un reste de l'ancien revêtement péritonéal,
sous forme d'une lame celluleuse.

Les organes fixés à leur place primitive, il n'en reste
pas moins en arrière un espace mort où peuvent s'accu-
muler les sérosités. Somme toute, le décollement établi-
rait là une voie d'appel à l'infection et l'intervention se
trouverait compliquée d'une chance de phlegmon rétro-
péritonéal. Il faut, croyons-nous, distinguer, à ce point
de vue, deux cas très différents. De deux choses l'une :
ou bien l'intervention aura été d'un bout à l'autre aseptique,
ou bien l'on est intervenu en milieu infecté. Dans le
premier cas, il n'y a pas la moindre hésitation à avoir.
Il faut tout refermer sans drainage. Sans doute, on pourrait drainer par voie antérieure, par une mèche ou un

drain. Ce serait une faute. On sait assez, aujourd'hui, qu'en matière de chirurgie abdominale, le danger d'infection n'existe guère quand on peut péritoniser convenablement. Moins on draine, mieux ça vaut. Pourquoi agir autrement dans l'étage susombilical qu'ailleurs. Une fois le ventre fermé, le poids des anses intestinales, du côlon appliquera étroitement contre la zone clivée le péritoine mobilisé. La soudure se refera rapide. Il n'y aura point d'espace mort. Donc pas de danger à redouter, si l'on a su être aseptique.

Dans une seconde hypothèse, les manœuvres ont été faites en terrain douteux ou infecté. C'est le cas habituel de la chirurgie biliaire. En pareil cas, le principe est formel : il faut drainer. C'est le cas ou jamais de recourir à l'excellent procédé recommandé par Sencert. Son drainage postérieur est tout à fait comparable à celui que l'on a préconisé dans la chirurgie de la rate, après splénectomie, pour drainer l'énorme espace mort que cette opération laisse dans le flanc gauche. La manœuvre qu'il préconise est simple. Elle nous paraît plus que suffisante pour mettre à l'abri du phlegmon sous-péritonéal redouté par Kehr. Et avec elle, nous voyons mal ce qui reste à reprocher au décollement duodénal.

Les avantages du décollement du duodénum se soulignent d'eux-mêmes. Le décollement donne à la région pyloro-duodénale, normalement fixée, une précieuse mobilité. On arrive à gagner deux ou trois centimètres au moins vers la gauche. L'anastomose de la seconde portion du duodénum et de l'estomac devient ainsi des plus aisées. La région sous-pylorique peut être extériorisée et le duodénum amené hors du ventre. Avec Leriche, nous pensons que ce procédé mérite d'être conseillé systématiquement en chirurgie gastrique.

L'application de la mobilisation à la chirurgie biliaire est aujourd'hui une règle. L'arbre biliaire se trouve ainsi extériorisé en entier. Son exploration devient complète. Il n'est plus une portion du cholédoque qui échappe à l'intervention de l'opérateur. La chirurgie biliaire devient cananiculaire et moins vésiculaire.

Enfin, pour Desjardins, le décollement est la clé de la chirurgie pancréatique. La glande, exposée au grand jour, supprime le danger d'une manœuvre cavitaire et aveugle.

En résumé, la mobilisation du duodénum, manœuvre simple, rapide et innocente, mérite d'entrer dans le cadre régulier des manœuvres d'exploration chirurgicales de l'abdomen. Sur le cadavre, nous avons répété avec la même facilité, guidé par notre maître R. Picqué, les divers temps de cette manœuvre. Nos recherches ont été aussi concluantes que celles de Wyart, Jourdan, Sencert, Leriche. Sur le vivant, le procédé à également fait ses preuves. Il nous reste à démontrer tout le parti que l'on doit en tirer.

Applications à la chirurgie gastrique de la mobilisation du duodénum.

Dans la gastro-duodénostomie.

On sait l'histoire de la gastro-duodénostomie et on connaît ses indications. Nous les rapellerons brièvement.

Jaboulay, en 1894, avait pratiqué au bouton l'anastomose de la face antérieure de l'estomac avec la deuxième portion du duodénum. La grande difficulté était de rapprocher la face antérieure de l'estomac de cette deuxième portion du duodénum. Aussi, Doyen déclarait-il une telle opération impossible. Villard évite cet inconvénient par l'anastomose de deux points anatomiquement face à face : la naissance de la grande courbure au ras de l'insertion épiploïque et le bord gauche de la deuxième portion du duodénum. Pour aider au rapprochement des deux organes, Villard se sert de deux points de suture placés aux deux extrémités de la future incision, points qui permettent de soulever et de rapprocher les deux portions du tube digestif. Une fois en contact, la suture est faite à deux plans séro-séreux et muco-muqueux. Telle est la gastro-duodénostomie sous-pylorique décrite par Villard en 1900. En Amérique, sous le nom d'opération de Finney, elle ne tarda pas à compter de nombreux succès.

Dans l'opération de Kocher, c'est le duodénum décollé que l'on porte au contact de l'estomac. On mobilise la seconde portion du duodénum tout entière de l'angle supérieur à l'angle inférieur du duodénum et on la suture soit avec la face antérieure de l'estomac, immédiatement au-dessus de la grande courbure, soit avec la face postérieure après effondrement du ligament gastro-colique, si la portion pylorique de l'estomac a perdu de sa mobilité. Dans ce dernier cas, l'anastomose a lieu derrière la grosse courbure. On a eu soin de faire l'incision du péritoine pariétal postérieur, le long du duodénum, à deux bons travers de doigt du bord de l'intestin, de façon à avoir un lambeau pour péritoniser la face postérieure

du duodénum, devenue face droite après l'anastomose.
.Chose capitale, grâce à la mobilité donnée par le décollement du duodénum dans sa portion descendante, on
peut attirer en avant, hors du ventre, l'intestin et l'estomac que l'on veut réunir. Les sutures se font dès cet ins-
tant, commodément et sûrement, hors de l'abdomen, sur
un champ de compresses de gaze. Kocher donne à son
opération le nom de gastro-duodénostomie latérale.

La gastro-duodénostomie est dirigée contre la sténose
pylorique. Villard la réservait aux lésions bénignes, en
particulier à la sténose cicatricielle, avec périgastrite
étendue. Kocher l'a employée pour un carcinome du
pylore et la place sur le même pied que la gastro-jéjunostomie et la pyloroplastie. Il n'y voit qu'une contre-indi-
cation: l'existence d'adhérences étendues, d'origine vésiculaire assez puissantes pour empêcher toute mobilisation.

Nous ne croyons pas à un avenir aussi brillant de la
gastro-duodénostomie. Cette opération excellente a des
indications restreintes, dont elle ne doit pas s'affranchir,
sous peine de déchoir. Contre la sténose pylorique inex-
tirpable, elle ne vaut rien, quoi qu'en puisse dire un
homme aussi compétent que Kocher. La sténose néoplasique ressort de la gastro-entérostomie banale, postérieure presque toujours. Opération facile, rapide, elle
donne des résultats physiologiques très satisfaisants.
Sa mortalité est, pour ainsi dire, nulle à l'heure actuelle.
Nous ne voyons aucun avantage à lui préférer une intervention plus physiologique, mais moins facile, moins
bien établie, qui porte un vice rédhibitoire, puisqu'elle
établit la nouvelle bouche au contact du néoplasme.

Il en va tout autrement quand il s'agit de sténose bénigne. En pareil cas, comme l'a établit Bréchot récemment,
il y a avantage à conserver au cycle digestif son cours
normal. La gastro-duodénostomie trouve alors son indication. Malheureusement, son champ est resté, jusqu'aujourd'hui, assez restreint, parce qu'elle est difficile, parce
qu'on ne pouvait que rarement la pratiquer. Dans le procédé de Villard, Vallas craignait la déchirure des parois
de l'intestin par la traction sur les fils de soutien. La
région pyloro-duodénale manque de mobilité. L'estomac
peut être rétracté, la région sous-pylorique être adhérente ou bridée par des adhérences vésiculaires. Si l'on
ajoute à cela la profondeur du champ opératoire, la
fixité du duodénum, les dangers de l'ouverture de l'intestin en pleine cavité péritonéale, on voit que l'opération
avait chance de ne pas entraîner la conviction de bien
des chirurgiens. La mobilisation du duodénum lève ces
difficultés. L'ouverture et les sutures se font hors du
ventre. De ce fait, tout danger d'infection est écarté. Le
rapprochement ne souffre aucune difficulté et ne met
plus en suspicion la solidité de la suture. La mobilisation
du duodénum, appliquée à la gastro-duodénostomie,
rend donc son utilisation plus fréquente.

Dans la pylorectomie.

Née le 9 avril 1879 avec Péan, et vulgarisée par Billroth, la gastrectomie pour cancer a conquis la faveur
de tous les chirurgiens. Sa technique se précise chaque
jour, les résultats éloignés et heureux s'accumulent, et
après les récents travaux de Leriche, il n'est plus permis

de douter : le cancer de l'estomac guérit par la résection.

L'application systématique de la mobilisation du duodénum aux résections gastriques est, croyons-nous avec Leriche, d'un effet décisif dans la conduite de ces interventions. Nous voyons en elle un élément de plus dans l'exploration de l'estomac et un temps opératoire souvent capital dans la gastrectomie pour cancer.

L'exploration de l'estomac comporte celle des deux faces de l'estomac, de la petite courbure. Après laparotomie, on amène l'estomac au dehors. La face antérieure tombe sous les yeux. La petite courbure s'explore en crevant le petit épiploon dans la zone avasculaire. La face postérieure ne peut l'être qu'après ouverture de l'arrière-cavité des épiploons à la Von Hacker. « Quand l'inventaire de l'arrière-cavité est ainsi fait, et que la tumeur paraît immobile et fixée, on la tient généralement pour inabordable et on se contente d'une gastro-entérostomie. » (Leriche.) Il y a mieux à faire. Il faut mobiliser le duodénum. La main, passée sous la tête du pancréas et le duodénum, projette, hors du ventre, la région duodéno-pylorique. Les lésions ainsi extériorisées seront rendues plus accessibles. Des tumeurs qui paraissaient fixées acquièrent une liberté inespérée et bénéficient d'une opération radicale à laquelle elles allaient échapper. Les limites de l'induration néoplasique, bien mieux reconnues, permettent d'élargir le champ de la résection et d'éviter le danger d'une ablation parcimonieuse et inutile.

Les suites d'une gastrectomie dépendent du procédé opératoire. Le procédé le meilleur est celui qui, dans tous les cas, permet l'ablation large. Celui-là seul met à l'abri des récidives. Il faut faire large, car Hartmann et Cunéo nous ont appris que la voie lymphatique portait l'extension du cancer vers la petite courbure. Il s'ensuit une règle formelle, bien posée par Leriche. Quelle que soit la limitation apparente de la tumeur, sauf le cas d'impossibilité anatomique, toute résection, pour être complète, devra comporter l'ablation en masse de la petite courbure et des ganglions, qui la longent jusqu'au cardia, jusqu'au point où la coronaire stomachique aborde l'organe. Le pylore n'est pas un obstacle à la propagation duodénale du cancer. Le duodénum est souvent pris et l'on doit, logiquement, nous dit Leriche, reculer la section duodénale jusqu'à trois et même quatre centimètres du pylore. Bref, avec cet auteur, il faut conclure que « toute gastrectomie pour cancer, même limitée au pylore, doit comprendre toute la petite courbure et être subtotale ». A l'Académie de médecine, A. Poncet et Delore posaient à peu près le même principe.

Cette ligne de conduite serait difficile à adopter, si la gastrectomie ne trouvait en la mobilisation du duodénum le moyen de n'en pas dévier. En pratique, ce qui limite les résections, c'est la crainte de l'anastomose consécutive. En une phrase heureuse, Leriche nous dépeint la situation : « L'opérateur économise sur ses sections pour être plus sûr de son anastomose ». Voyons comment la mobilisation du duodénum tranche la difficulté.

Il y a intérêt, nous l'avons vu, à pousser assez loin du pylore la section du duodénum. Mais la première portion du duodénum a une situation profonde, sa mobilité est très variable. Sa section se complique d'autant et ne peut être portée aussi loin qu'il serait désirable. Après mobilisation, l'organe, au contraire, peut être attiré au dehors du ventre. On opère sur lui avec la même facilité que sur l'antre pylorique.

Le décollement du duodénum fait gagner au bout de section duodénal deux à trois centimètres au moins vers la gauche. L'abouchement termino-latéral de Kocher, rendu si souvent difficile par la profondeur du bout duodénal ou l'éloignement du moignon gastrique, deviendra d'un emploi plus fréquent. La mise en contact se fait sans traction, la suture s'en trouve plus aisée. La solidité n'est plus à la merci des tiraillements sur les fils.

Si l'on préfère, avec Poncet et Delore, l'anastomose latéro-latérale (Billroth, II° manière), la mobilisation rendra facile et sûre la suture occlusive du moignon duodénal. Cette suture peut se faire hors du ventre et non dans la profondeur et au jugé. La facilité de son exécution est une garantie presque certaine contre la fistule duodénale, ce grand danger de la pylorectomie.

Au cours de l'intervention, le chirurgien n'a plus à s'inquiéter de la façon dont il terminera l'opération. Si large qu'il fasse, il se trouve en mesure, avec la mobilisation du duodénum, de mener à bien son anastomose ultérieure. En élargissant le champ de la résection, la mobilisation du duodénum permettra d'abaisser encore la mortalité de la gastrectomie pour cancer.

Comme l'a signalé Leriche, la mobilisation du duodénum devient un temps important dans la gastrectomie médio-gastrique, où elle permet le rapprochement des tranches de section.

Mobilisation du duodénum en chirurgie gastrique.

GASTRO - DUODÉNOSTOMIE

OBSERVATIONS I à V
KOCHER. *Centr. f. Chir.*, 2-1903.

Kocher a fait cinq fois la gastro-duodénostomie latérale avec mobilisation du duodénum ; quatre fois pour sténose cicatricielle, une fois pour sténose carcinomateuse. Le reflux de la bile dans l'estomac n'a pas lieu quand l'ouverture n'a point été faite trop grande. On fera bien de placer la communication aussi haut que possible et de ne pas la faire trop grande. La malade atteinte de carcinome a été délivrée du coup de toutes ses incommodités. Une malade chez qui on avait été obligé de faire en même temps une cholécystostomie pour calculs de la vésicule se plaignit dans la suite de douleurs très vives. Que l'évacuation d'un estomac en forme de sac élargi en bas ne se fasse pas d'une façon aussi complète que dans la gastro-jéjunostomie inférieure, cela est certain. Aussi faut-il poursuivre quelque temps les lavages d'estomac.

Dans cet article, Kocher rapporte des opérations semblables faites par d'autres chirurgiens.

Koslowski a fait deux fois la gastro-duodénostomie souspylorique.

Tavel s'est servi du même procédé chez un homme anémié par les hémorragies d'un ulcus qui survenait après chaque ingestion.

Mobilisation du duodénum dans la gastrectomie.

Observation VI
Vautrin. *In* Thèse de Leriche, p. 359.

H., 36 ans. Gastrectomie subtotale ne laissant qu'une faible portion de l'organe appendue au cardia. Le duodénum mobilisé peut être suturé à la partie restante de l'estomac. Guérison. Survie dix-huit mois. Mort de tuberculose pulmonaire intercurrente sans avoir souffert de la digestion depuis l'opération.

Observation VII
Czerny. *In* Thèse de Leriche, p. 368.

F., 44 ans. Depuis trois mois une hématémèse. Depuis quatre semaines tumeur. Amaigrissement. Résection (Kocher). Abouchement de la face postérieure du duodénum mobilisé. Bouton. Guérison.

Observation VIII
Sencert. *Rev. méd. Est*, p. 665, année 1905.

Perforation de l'estomac par ulcère. Sur la face antérieure de l'antre pylorique, orifice (pièce de 2 fr.) à bords élevés taillés à pic. Sutures vaines, car la perforation occupe le sommet d'une sorte de tumeur friable où les fils coupent. Pour se rendre compte de la topographie de la tumeur, on effondre l'arrière-cavité des épiploons par le mésocôlon transverse. La main, glissée dans l'arrière-cavité des épiploons, sent la dureté de la tumeur qui se propage sur la face postérieure de l'estomac. On croit à un cancer perforé. Pylorectomie suivant le procédé classique. La portion enlevée mesure 5 centimètres le long de la petite courbure, 8 le long de la grande. La partie droite de la portion enlevée est constituée par la plus grande partie de la première portion mobile du duodénum. A cause de l'immobilité de la surface de section duodénale, le premier surjet postérieur s'annonce très difficile. Mobilisation de la deuxième portion du duodénum dans ses premiers centimètres. La surface de section duodénale est mobilisée. Je puis voir sa face postérieure, et le premier surjet séro-séreux est devenu très simple. Toilette du péritoine par lavage. Mort le lendemain.

OBSERVATION IX
GROSS. Rev. méd. Est, 1905, p. 758.

Pyloro-gastrectomie pour sténose du pylore. Après laparotomie, induration du pylore qui fait soupçonner un néoplasme. On fait une pyloro-gastrectomie. On a de la difficulté à rapprocher les surfaces de sections duodénale et stomacale. L'anastomose termino-terminale ne devient possible qu'après avoir séparé la deuxième portion du duodénum de la paroi abdominale par la dissociation de la lame de Treitz. On attire le duodénum mobilisé vers la ligne médiane ; on le rapproche de la surface de section stomacale pour établir une réunion termino-terminale.

OBSERVATION X
SYME. In Thèse Leriche, p. 238.

Cancer. Résection subtotale. Suture T. T. après mobilisation du duodénum. Guérison. Histologiquement, carcinome.

OBSERVATION XI
LYNN-THOMAS. In Thèse Leriche, p. 448. Py. Bi. II.

Malgré la mobilisation duodénale, le Kocher fut impossible. Guérison maintenue un an après.

De renseignements fournis au Dr Leriche, chef de clinique du professeur Poncet, il résulte qu'actuellement, à Berne, Kocher utiliserait fréquemment la mobilisation dans la gastrectomie.

Application de la Mobilisation du duodénum
à la chirurgie biliaire.

La chirurgie biliaire trouve en la mobilisation du duodénum un moyen d'exploration complète et une voie d'accès nouvelle.

Dans les interventions sur les voies biliaires, il est inutile de faire dans tous les cas des opérations complexes. Ce qui est nécessaire, c'est d'aller partout où se trouvent des calculs et de les enlever tous. Aussi, de l'avis de Terrier, de Tuffier, Quenu, Hartmann, il est de toute nécessité de faire un examen complet et systématique de tout l'arbre biliaire. Avec les procédés anciens d'exploration, les calculs de la portion rétro-pancréatique du cholédoque ont grande chance d'échapper à l'investigation la plus minutieuse. Quenu et Tuffier le reconnaissent eux-mêmes. Un procédé, par exemple, qui veut atteindre des calculs rétro-pancréatiques, avec un doigt passé par une ouverture faite à la vésicule, n'est guère à recommander. Il est bien difficile de savoir ainsi, à bout de doigt, si l'on a affaire à un calcul, un ganglion, une adhérence ou même rien du tout.

L'incision du cholédoque, le cathétérisme avec bougies du bout supérieur hépatique et du bout inférieur cholédoque, ou encore avec le doigt si le canal est dilaté, est sujet à erreur. Dans sa portion rétro-pancréatique, le cholédoque offre des sortes de diverticules où se logent les calculs. Si les calculs sont petits ou refoulés par la sonde, la bougie pénètre dans l'intestin sans avoir été arrêtée. Même si l'on bute, on n'est guère renseigné sur la nature de l'obstacle. Est-ce un calcul, ou rétrécissement fibreux du conduit, une induration du pancréas faisant saillie, un néoplasme ? Le palper seul ou combiné au cathétérisme est aussi incertain. Les doigts se trouvent en rapport avec le canal, à travers toute l'épaisseur de la tête du pancréas. Les expériences de Wyart soulignent le peu d'importance de telles sensations. Wyart passait des bougies à boule olivaire dans la portion rétro-pancréatique du cholédoque et les recherchait par la palpation de la face antérieure du pancréas. Avec du 14 au 18, il était impossible, en général, d'affirmer le siège ou la présence du corps étranger. Percevrait-on même une induration, qu'il ne faudrait encore pas la confondre avec une induration néoplasique ou ganglionnaire.

Le sort du malade est pourtant lié à la précision du diagnostic. Cette précision sera l'œuvre de la mobilisation du duodénum.

La mobilisation du duodénum, qui expose la face postérieure du pancréas, fait tomber le cholédoque rétro-pancréatique sous le double contrôle de la vue et du toucher. L'arbre biliaire tout entier jusqu'à l'ampoule de Vater se trouve extériorisé hors du ventre. Son exploration en devient méthodique et réglée. S'il y a des calculs, ils manifestent leur présence par des saillies. Le doigt, appliqué sur le canal même, les compte, apprécie leur mobilité, peut les refouler vers la partie supérieure du cholédoque toujours dilatée. Qu'ils soient petits, enchatonnés dans des diverticules, ce palper direct n'en laisse échapper aucun.

Le cathétérisme des voies biliaires, pour être complet, exige de pousser la sonde presque dans l'intestin. En la retirant, on risque de contaminer les voies biliaires avec les mucosités septiques dont elle s'est chargée. La mobilisation du duodénum rend le cathétérisme moins fréquent et diminue les chances d'infection d'un canal qui, peut-être, est sain.

La vésicule, a dit Hartmann, « est le fil d'Ariane, qui conduit au cholédoque ». Sa recherche est le premier temps de l'exploration. Mais lorsqu'elle a été enlevée au cours d'une première opération, lorsqu'elle disparaît avec le cystique, le cholédoque, l'hiatus de Winslow dans un magma d'adhérences, l'intervention perd de sa sûreté, faute de points de repère. Le cholédoque rétro-pancréatique a une situation anatomique qui ne peut varier. En mobilisant le duodénum, on retrouve son fil d'Ariane par l'autre bout et, en le déroulant en sens inverse, on est conduit sur les voies biliaires supérieures.

Le besoin d'une exploration plus directe des portions terminales du cholédoque se faisait si vivement sentir que l'on n'avait pas hésité à préconiser, dans ce but, la duodénotomie exploratrice. Sans faire courir les dangers de l'ouverture de l'intestin, la mobilisation du duodénum rend accessible la face postéro-interne du duodénum et de ce fait, la portion intra-pariétale du cholédoque.

Les procédés habituels d'exploration arrivent tout juste à nous indiquer un obstacle. La mobilisation du duodénum fait plus; elle nous renseigne à coup sûr, sur la nature de cet obstacle. Elle seule permet de dépister un cancer qui évolue sournoisement. Entre deux doigts, l'un en arrière, l'autre en avant de la tête du pancréas, on apprécie la consistance de la glande, son état de sclérosc, le noyau de pancréatite chroniquc qui diminue la lumière du canal. Bref, en nous mettant la lésion sous les yeux, elle constitue une méthode précieuse du diagnostic entre les calculs, les pancréatites, les ganglions et le cancer.

Faute d'un procédé simple et inoffensif, les calculs enclavés dans la portion terminalc du cholédoque échappent à nos moyens d'action. La voie lombaire de Tuffier conduit sur la veine cave inférieure qu'il faut récliner, pour tomber sur le cholédoque, en avant d'elle. De plus, on opère au fond d'un puits. La voie antérieure par incision transpancréatique expose à de terribles hémorragies. On en était amené à faire de la voie transduodénale le procédé de choix. Pour certains, elle n'aurait pas le moindre inconvénient.

Riedel, sur cent opérations de ce genre, ne compte que des succès.

Sprengel, Czerny, Lehmann, Kehr, Quenu lui donnent leur préférence. Cependant, Kehr, dans son livre, en reconnaît les sérieux inconvénients. Lorsqu'on incise le cholédoque à travers le duodénum, le large orifice de communication cholédoco-duodénal, ainsi créé, établit des conditions favorables à l'infection biliaire ascendante. La cholédocotomie transduodénale nécessite l'ouverture du duodénum, intestin fixé dans la profondeur, en pleine cavité péritonéale. La technique, si rigoureuse soit-elle, n'écarte pas le danger d'une péritonite postopératoire. La suture de l'incision duodénale devient souvent insuffisante, détermine une fistule duodénale et la mort par inanition.

Le discrédit et les aléas des opérations précédentes

devaient conduire à la recherche d'une voie d'accès nouvelle. Les recherches anatomiques de Jourdan, Wyart les
amenèrent à aborder directement le cholédoque rétro-
pancréatique, après mobilisation du duodénum. Berg,
Lorenz, en Allemagne, concluaient, à la suite de Kocher,
à la possibilité d'une semblable voie d'accès sur le cadavre. Depuis, la cholédocotomie rétro-pancréatique, après
mobilisation du duodénum, est sortie de l'amphithéâtre
et a acquis sur le vivant la sanction opératoire. Nous
avons réuni en sa faveur un faisceau convaincant de
preuves. Cette opération repose à l'heure actuelle sur
un ensemble de 19 observations. En France, des chirurgiens comme Vautrin, Sencert, Quenu, Villard, Delagenière, y ont apporté l'autorité de leur nom. Ses résultats surprenants en Allemagne, entre les mains de Payr,
Lorenz, De Quervain, forcent l'attention des plus chauds
partisans de la duodénotomie.

La bascule du duodénum, en effet, vient placer les
voies biliaires directement sous la vue et le couteau du
chirurgien. Zuckerkand, Bung et Wysz, dans 22 cas,
n'ont vu passer le canal que cinq fois en pleine glande.
Lors même qu'il entre dans le tissu pancréatique, il suffit d'inciser le pancréas, soit au bistouri, soit au thermocautère, en se rappelant qu'en haut et en bas, on a à mé-
nager les arcades vasculaires pancréatico-duodénales.
(Sencert.) Si le calcul est enchatonné, l'incision a l'avantage de pouvoir être faite sur le calcul même, s'il est
mobile, on peut l'extraire à la portion supra-duodénale
du canal, toujours dilatée.

C'est une règle de chirurgie abdominale : l'incision
d'un conduit septique doit se faire hors du péritoine. La

mobilisation, en permettant d'attirer le cholédoque dans la plaie, supprime les manœuvres cavitaires et aveugles et fait de la chirurgie biliaire une chirurgie à ciel ouvert.

Les récidives dans la lithiase biliaire sont le fait des interventions incomplètes. La cholédocotomie rétro-pancréatique permet d'aller partout où se trouvent des calculs et met à l'abri des récidives.

Après la cholédocotomie, la suture de la plaie est faite sur un cholédoque exposé. Depuis Kehr, nous connaissons tout le bénéfice du drainage de l'hépatique et avec Quenu, on le préfère à la suture des canaux. La caractéristique actuelle du drainage est de s'adresser avant tout et surtout aux grosses voies biliaires, de faire porter sur elles l'action principale, en supprimant la vésicule et le cystique. La mobilisation du duodénum permet d'accentuer encore cette tendance, en reportant plus bas le drainage. La chirurgie biliaire devient ainsi de plus en plus canaliculaire, selon l'expression de Terrier.

La cholédocotomie rétro-pancréatique, après mobilisation du duodénum, réalise un ensemble de conditions qui permet de parfaire le drainage, conditions bien mises en évidence par Sencert. Sencert établit le drainage par la voie lombaire. De cette façon, on a « un drainage sous-péritonéal et une péritonisation, en tout comparable au drainage sous-péritonéal et à la péritonisation que nous sommes habitués à faire dans le petit bassin ».

Plus rapide, plus simple, moins dangereuse que la duodénostomie, la cholédocotomie rétro-pancréatique, après mobilisation du duodénum, doit devenir l'opération de choix dans la lithiase biliaire de la portion terminale du cholédoque. S'il s'agit de tumeur basse des

voies biliaires, de cancer du cholédoque, de cancer vaté-
rien, l'hésitation est encore moindre. La mobilisation du
duodénum, après en avoir fait faire le diagnostic, est la
seule ressource utile de leur traitement chirurgical.

Les diverses opérations créées pour rétablir le cours
de la bile trouvent en la mobilisation du duodénum un
moyen pratique et certain de réaliser leur fin.

Dans la cholécystentérostomie, la vésicule peut être
rétractée, immobilisée par des adhérences, impossible à
abaisser vers l'intestin. En portant le duodénum au-
devant de la vésicule, on rend l'anastomose facile, on se
met à l'abri des tiraillements, causes de déchirures par
les sutures. La cholécystentérostomie devient praticable
là où elle ne l'était pas.

Après mobilisation du duodénum, on trouve le cholédoque dilaté, juxtaposé au bord interne de la portion
descendante du duodénum. Aussi, Vautrin propose-t-il
d'aboucher le cholédoque dans l'intestin, de faire une
cholédoco-entéro-néostomie, comme il l'appelle. Cette
opération, physiologique, puisqu'elle respecte le cours
normal de la bile, expose moins à l'infection ascendante
et mérite d'être essayée de préférence à la cholécystentérostomie, dans les affections non calculeuses, cancer
sténosant, par exemple, du pancréas.

Après une cholécystectomie, après ablation d'une
tumeur du confluent cystico-hépatique, après rétrécissement cicatriciel du cholédoque, Terrier, à la suite de
Kehr et de Mayo, a conseillé l'hépatico-duodénostomie.

L'hépatique est court, cet abouchement n'aura de
chances d'être pratiqué convenablement qu'après mobilisation du duodénum. Terrier dut y avoir recours dans
son intervention que nous rapportons.

De choledocotomie rétropancréatique après mobilisation du duodénum.

OBSERVATION XII
Inédite. VILLARD.

Obstruction chronique du cholédoque. Ictère chronique remontant à environ six mois. Température subfébrile depuis un mois environ. Gros foie. Vésicule non perceptible.

Marie R., 38 ans. Entre pour ictère le 22 mars 1907, dans le service du Dr Villard. Il y a dix ans, en pleine santé, au début de la première grossesse, crise de colique hépatique ; pas d'ictère. Vomissements. Cessation rapide. Il y a cinq ans nouvelle crise qui se répète en août dernier et il y a un mois ; selles argileuses. Depuis ictère. Pigments biliaires dans les urines. Utérus fibromateux.

Intervention 27 mars 1907. Incision sur le bord externe du grand droit à partir du rebord des fausses côtes jusqu'au niveau de l'ombilic. On arrive sur la vésicule que l'on sent bourrée de calculs. Un voile épiploïque, dépendance probable du grand épiploon, vient s'insérer vers le fond de la vésicule. Pour l'exploration, on doit sectionner ces adhérences vésiculaires. On peut alors mettre le doigt vers le col de la vésicule, le cystique et le cholédoque. On sent une induration profonde (cancer de la petite courbure ??). Incision transversale du droit à partir de la partie supérieure de l'incision. L'induration siège bien sur la portion terminale du cholédoque.

Le D^r. Villard fait alors le décollement du premier angle du duodénum. Il incise le péritoine pariétal postérieur le long du bord externe, c'est-à-dire du bord droit du duodénum. Il détache avec le doigt l'angle duodénal de la paroi postérieure et le fait basculer en dedans. On sent un calcul intra-pancréatique. Des compresses d'isolement sont mises en dedans, en dehors, en bas et sous le foie. Incision du pancréas, dissection sur un centimètre à deux centimètres du cholédoque. On saisit le cholédoque avec deux pinces de Tuffier. Incision sur le calcul. On extrait ainsi trois calculs dont l'un du volume d'une grosse noisette. Tous sont du même type, polyédriques, à angles moussés, de coloration vert foncé ; calculs de cholestérine. Flux biliaire abondant. Drainage du cholédoque. Cholécystostomie. On recueille une quinzaine de calculs en tout semblables à ceux du cholédoque. Drainage de la vésicule. Hémostase facile. Sutures du péritoine et de la paroi.

Le soir de l'opération, T. 37. Pouls 78. Respiration 34. Dans la nuit, contractions douloureuses fugaces dans la région du foie. Morphine.

Le 29, le matin, contractions très douloureuses, longues de deux à cinq minutes. Morphine. Pouls à 124. Météorisme. Pansement (Dr Villard), on retire un peu les mèches.

Le 30 au soir, devant la persistance des douleurs, on retire à nouvau les mèches.

Le 31, le dimanche matin, on retire la presque totalité des mèches.

Mort le lendemain sans phénomènes nouveaux.

Observation XIII
PAYR. *In*-Livre de Kehr, traduit par Fourcade.

Il s'agissait d'un homme de 68 ans avec une obstruction du cholédoque remontant à plus de six mois, chez lequel tout, dans le tableau symptomatique, donnait l'hypothèse d'un calcul.

4 co

Opération. — Début de mars 1904. Incision du Kehr. Le foie est fortement hypertrophié et son soulèvement provoque de grandes difficultés à cause de l'étroitesse de la partie inférieure du thorax. Vésicule augmentée de volume et épaissie, œdémateuse, présente de nombreuses adhérences récentes vascularisées et rouge clair. Après destruction de nombreuses adhérences saignant beaucoup entre foie, vésicule, côlon, duodénum et estomac, on parvient à libérer le cystique et le ligament hépato-duodénal.

Autour du cholédoque, de la grosseur de l'index, un énorme plexus veineux. Cystique, cholédoque et hépatique sont libérés sur une plus grande étendue. Dans les grands canaux biliaires on ne sent pas de gros concréments. Le cholédoque est alors libéré dans sa portion supra-duodénale, ce qui est très difficile, en raison d'adhérences solides entre la veine porte et l'artère hépatique. La palpation, quoique pas très nettement, décèle un calcul dur, de la grosseur d'une petite noisette, dans la région de l'ampoule de Vater. Le cholédoque est ouvert à la partie la plus inférieure de sa portion supra-duodénale. La paroi est saisie par des fils et il sort une grande quantité de bile vert sombre, contenant de petits calculs à facettes. On cherche alors par diverses manœuvres et avec le secours d'instruments à faire sortir le calcul siégeant dans l'ampoule. Après l'échec de toutes ces tentatives, je résolus d'entreprendre la mobilisation préconisée par Kocher. Le péritoine est incisé à un centimètre du bord latéral du duodénum, sur une longueur d'environ 12 centimètres. Le duodénum est décollé au moyen de compresses de gaze. On voit alors que sur une surface d'une pièce de 3 marks se trouve un plexus veineux à la libération duquel succède une abondante hémorragie mais facilement arrêtée. Le duodénum est refoulé sur la ligne médiane autour de l'axe longitudinal idéal de sa portion verticale. De cette façon, la partie latérale de la tête du pancréas est libérée et le duodénum lui-même est accessible à une palpation bimanuelle. Maintenant on sent nettement dans le segment le plus inférieur de la portion rétro-duodénale du cholédoque un calcul dur solidement fixé dans la papille. Je voulais exécuter la cholédocotomie rétro-duodénale. Mais en exerçant à travers la paroi postérieure du duodénum, à l'aide de l'index, une pression plus forte en haut et en avant, je perçus nettement que le calcul se mobilisait et tout à coup glissait dans le segment supérieur large du cholédoque. Il fut alors possible sans difficulté de le saisir avec une pince et de l'extraire. Drainage de l'hépatique typique suivant Kher et extirpation au thermocautère de la vésicule fortement modifiée par l'inflammation.

OBSERVATION XIV

DE QUERVAIN. *Centralb. f. Chir.*, 1903.

La femme N..., 58 ans, souffrait de maux d'estomac accompagnés d'accès passagers de coliques et de douleurs disséminées dans l'épaule droite. Novembre 1902, accès de colique hépatique, vomissement, fièvre, ictère. Décoloration des selles. Amaigrissement. Ictère persiste huit mois avec douleurs plus ou moins prononcées dans la région hépatique. A l'entrée, le 14 juillet 1903, on constate un amaigrissement intense, un ictère accentué, des selles décolorées. Les urines renferment de la bile, 68 au pouls, température 36°. On sent la vésicule. Pas d'ascite. On fait le diagnostic d'occlusion chronique du cholédoque par des calculs biliaires.

Opération le 16 juillet. Anesthésie au brométhyléther. Un calcul de grosseur moyenne (17 à 20 millimètres) se trouve dans une annexe à forme diverticulaire de la vésicule. On enlève le calcul. On sent un deuxième calcul plus gros que le premier dans la portion rétro-duodénale du cholédoque. L'accès en est d'autant plus difficile que la vésicule, le duodénum, le pancréas et le côlon transverse sont réunis en un énorme amas. Comme même après libération complète du bord droit du duodénum, le calcul n'est pas accessible,

le duodénum est soigneusement et pas à pas séparé de la
tête du pancréas et du cholédoque jusqu'à l'embouchure du
cholédoque, c'est-à-dire jusqu'au bord gauche. Deux pe-
tites veines se rendant transversalement au cholédoque sont
ligaturées ainsi qu'une petite artère. Le cholédoque est dilaté. Le duodénum une fois décollé sur tout son pourtour,
on réussit à libérer le canal de la glande sans la léser. Incision sur le calcul. Cathétérisme négatif. Deux sutures au
catgut sur la lèvre de la plaie du cholédoque et tampon entre elle et le duodénum. La formation en diverticule qui
contenait le premier calcul est tapissée d'un tissu granu-
leux, véritable membrane d'abcès et communique par une
fistule étroite avec la vésicule et le côlon transverse. On la
sectionne ; la fistule intestinale est excisée et suturée à
deux plans ; la vésicule est fixée à la paroi et drainée.

On cesse le drainage quatorze jours après. Selles déjà bi-
lieuses. Le 15 la malade quitte l'hôpital ; selles brunes ;
ictère presque disparu. Petite fistule ne donnant pas de bile
produite par deux fils servant à fixer la vésicule.

Observation XV

Sencert. *Rev. de gynécol. et de chirurg. abdom.*, 1906.

B..., Jean, 51 ans. Obstruction calculeuse du cholédoque.
Opération le 29 décembre 1904. Laparotomie médiane sous-
ombilicale. Vésicule distendue. Ponction. Exploration des
voies biliaires. Calculs enclavés dans la portion susduodénale du cholédoque extraits par la vésicule. Cathétérisme
avec une sonde en gomme qui pénètre jusque dans l'intestin ; négatif donc. Cholécystostomie. Deuxième opération,
17 avril 1905. Laparotomie médiane sus et sous-ombilicale.
Mobilisation de la deuxième portion du duodénum pour
explorer la portion rétro-pancréatique du cholédoque.
Ayant fait récliner fortement l'estomac et la masse intestinale dans l'hypocondre et le flanc gauches, ayant fait sou-

lever et attiré la vésicule biliaire en haut, le côlon transverse en bas et à gauche, je découvris facilement la seconde portion du duodénum et l'angle sous-hépatique du côlon. Incision du péritoine pariétal postérieur, sur la face antérieure du rein droit, le long du bord droit de l'angle colique et de la deuxième portion du duodénum, jusqu'à la lèvre inférieure de l'hiatus de Winslow. Avec l'index, décollement complet de l'angle colique et du duodénum descendant. L'aide saisit le duodénum immobilisé avec le pouce gauche, tandis que les quatre autres doigts de la même main appuyaient sur le col du pancréas à travers le mésocôlon transverse. L'aide me retourne le duodénum et avec lui la tête du pancréas. Je découvris de suite le cholédoque. Cette manœuvre n'avait pas donné de suintement sanguin appréciable. A 15 millimètres au-dessus de l'abouchement du canal dans le duodénum, sur le cholédoque même, tumeur dure lobulée, du volume d'une noix, adhérant au tissu hépatique. On trouve un gros noyau de généralisation dans le lobe de Spigel. On referme le ventre. Les suites opératoires furent nulles.

Observation XVI

Sencert. *Rev. de gynécol. et de chirurg. abdom.*, 1906.
Due au Prof. Gross.

Mme B..., 57 ans. Cholécystite calculeuse. Opération, 21 juin 1905. Laparotomie susombilicale latérale droite, en dehors du bord du muscle grand droit. Adhérences épiploïques ; libération. Vésicule rétractée et incisée. On procède à la recherche du cholédoque par décollement de la portion verticale du duodénum et de l'angle droit du côlon. La partie rétro-pancréatique du cholédoque est bien mise à découvert. Induration de la grosseur d'une amande. C'est un noyau néoplasique. Drainage des voies biliaires. Mort dans la soirée.

Observation XVII
Sencert. *Rev. de gynécol. et de chirurg. abdom.*
Due au Prof. Weiss.

Mme M..., 32 ans. Lithiase du canal cholédoque. Opération le 16 mai 1905. Laparotomie médiane susombilicale. Vésicule rétractée. Exploration négative du cystique et du cholédoque. Pensant que le calcul s ège plus bas, le professeur Weiss essaye vainement de palper le canal par devant à travers la face antérieure du pancréas. Mobilisation du duodénum pour palper le canal par sa face postérieure. Incision du péritoine, décollement facile. On met en lumière la face postérieure du duodénum et de la tête du pancréas. Cholédocotomie.

Observation XVIII
Lorenz. *Deutsche zeit. f. Chir.*, 1905, 1.

Marie C..., 47 ans. Entrée à la polyclinique de Vienne le 30 juin 1903. Antécédents : Depuis dix-sept ans, répétition de violentes coliques. Douleurs abdominales violentes au milieu de mars de cette année s'irradiant dans l'épaule droite. Vomissements bilieux. Deux jours après ictère, qui, depuis lors, va toujours en s'accentuant. Perte totale de l'appétit, démangeaisons intenses, crampes douloureuses.

Etat actuel : Extraordinairement grasse, ictère très marqué. Pas de tumeur à la palpation, sensibilité à la pression de la région hépatique.

Opération 12 juin 1903. A l'ouverture de l'abdomen on voit le bord épais du foie et l'épiploon surchargés de graisse. Le côlon transverse est fixé à la vésicule. On le libère ainsi que le pylore, la partie horizontale du duodénum adhérant à la face inférieure du foie. La vésicule apparaît sous forme d'un corps épais d'un doigt, et accolée à ce dernier une cavité de la grosseur du pouce qui est le cholédoque.

Pour se faire du jour, on mobilise le duodénum après une incision du feuillet péritonéal en avant du rein droit. La portion rétro-duodénale contient un calcul ovulaire. On incise le canal sur le calcul. L'index pénètre sans difficulté dans le cystique, l'hépatique, le cholédoque. Drainage hépatique par la plaie du cholédoque rétrécie par deux points de suture. Une compresse de gaze iodoformée est introduite derrière le duodénum, deux autres au niveau de la plaie du cholédoque. La malade meurt douze heures après.

Autopsie. — Hémorragie dans toute la portion libre de la cavité abdominale sans point de départ reconnaissable. Cœur adipeux. Œdème pulmonaire.

OBSERVATION XIX

LORENZ. *Deutsche zeit. f. Chir.,* 1905, II.

Berthe S..., 37 ans. Entre le 21 janvier 1904. De 22 à 24 ans, coliques répétées. Pendant neuf ans, excellente santé. Il y a quatre ans, nouvelles coliques qui disparaissent. En juin 1901, extirpation totale de l'utérus par voie vaginale. Depuis octobre 1903, réapparition de coliques de plus en plus violentes.

Etat actuel. — Femme très grasse. Sensibilité très nette dans la région hépatique à la pression.

Opération le 10 février 1904. Incision de Kehr. Intestin distendu. Adhérence de l'épiploon avec la face inférieure du foie. Vésicule renfermant deux petits calculs et adhère au duodénum, à tel point que pour libérer, par crainte d'entamer l'intestin, on sculpte dans la paroi épaisse de la vésicule. On sent des calculs rétro-duodénaux. Comme on ne peut saisir avec la pince courbe, on décide de mobiliser le duodénum. Incision para-duodénale et décollement. Le cholédoque peut être exprimé entre deux doigts. On retire cinq calculs gros comme une noisette. Drainage comme dans l'observation précédente. Extirpation de l'appendice. Le 11, apparition d'une péritonite diffuse. Mort le 12.

Observation XX
Lorenz. *Deutsche zeit. f. Chir.*, 1905, iii.

Catherine K..., 52 ans. Entre le 9 mars 1905. Depuis un an et demi pesanteur d'estomac. Il y a un an, violentes douleurs abdominales, vomissements. Accalmie et reprise il y a six semaines. Ictère s'accusant de plus en plus. Perte des forces. Deux sœurs ayant des coliques hépatiques. Etat actuel : Ictère très accusé. Palpation négative à cause du pannicule adipeux et de la contracture de la paroi.

Opération le 16 mars 1905. Foie gros, ictérique, à bord antérieur épaissi, à surface finement granuleuse. Vésicule distendue dépassant le bord du foie de 8 centimètres, renferme des calculs. On libère les adhérences de la vésicule avec le duodénum. A travers la paroi du duodénum on sent un calcul dans la cavité de la papille. Ne pouvant le retirer, on incise le péritoine sur un demi-centimètre le long de la portion descendante. On mobilise selon Kocher le duodénum. La tête du pancréas et toute la portion rétro-duodénale deviennent visibles. En saisissant le cholédoque et le duodénum entre deux doigts, ce qui est facile, on ramène le calcul dans la partie supra-duodénale du cholédoque au niveau de l'abouchement du cystique très rétréci. Extirpation de la vésicule, du cystique. Drainage de l'hépatique. Fixation du drain par un fil. Compresse rétro-duodénale, une autre sur la plaie du cholédoque. Guérison après un érysipèle de la face survenu au moment de quitter la clinique.

Observation XXI
Lorenz. *Deutsche zeit. f. Chir.*, 1905, iv.

Hedwig, 37 ans, sœur de la précédente malade. Entre le 9 mars 1905. En automne 1896, malaise subit, avec violentes douleurs dans l'hypocondre droit, s'irradiant dans le dos. Vomissements. Alternatives de mieux et de crises. En 1897, cholécystotomie, on extrait des calculs. Printemps

1904, reprise des accès. Calculs dans les selles. Etat actuel : Ventre légèrement ballonné. Pannicule graisseux moyen. Foie sensible à la pression. Pas de tumeur. Opération 16 mars. Adhérences entre foie, épiploon, côlon transverse. La vésicule est solidement fixée ; libération d'autant plus difficile que le foie adhère à la paroi abdominale et ne peut être récliné en haut. A travers le duodénum recouvert de ses adhérences, on perçoit à son intérieur deux calculs encore très peu engagés. Le duodénum est libéré d'une façon typique après incision du péritoine pariétal. On ramène les calculs en haut dans le cystique. Cholécystectomie. Incision de l'hépatique. On extirpe les calculs. Drainage comme dans l'observation précédente. Guérison. Le 21, on enlève les compresses. Le 24 on enlève le drain et le fil hépatique.

OBSERVATION XXII

LORENZ. *Deutsche Zeit. f. chir., 1905, v.*

Marie D..., 53 ans. Entre le 16 mars 1905. A 20 ans, crampes d'estomac, pendant sept ans. Vomissements. Alternatives de crises et de calme. Cure à Karlsbad sans succès. Léger subictère. Depuis quelques mois, toux très vive avec expectoration abondante.

Etat actuel : Femme pâle. Emphysème pulmonaire. Bronchite diffuse. Artério-sclérose. Accentuation du deuxième bruit aortique. Léger œdème malléolaire. Traces d'albumine dans les urines. Pannicule adipeux. Matité hépatique déborde les fausses côtes de deux travers de doigt. Opération 30 mars. Le côlon transverse distendu est récliné pour voir la vésicule ratatinée. Hépatique et cholédoque très élargis. Calculs dans la portion rétro-duodénale et supra-duodénale. Mobilisation du duodénum. On arrive ainsi à mettre en évidence la portion rétro-pancréatique qui contient un gros calcul. On le ramène en haut. Le cystique est sectionné. Par cette ouverture et avec une pince courbe, on retire le calcul et une quantité de graviers. Drainage de l'hépatique comme plus haut. Guérison.

Observation XXIII
Vautrin. *Rev. méd. Est, 1905.*

Calcul de la portion rétro-duodénale du cholédoque. Femme de 55 ans. Incision le long du bord supérieur de l'angle duodénal, incision en angle ouvert vers le bas. Décollement de l'intestin. Arrivé sur le pancréas, on sculpte en pleine glande sans quitter le contact du cholédoque. Hémostase par compression et thermocautère. Incision du cholédoque.

Observation XXIV
Quenu. *Bull. Soc. chir., 1905,*

Femme atteinte de rétention biliaire. L'épiploon, la vésicule, le côlon transverse, le duodénum ne forment qu'une masse adhérente. On isole chaque organe. Cholédoque dilaté. Manœuvre du Vautrin. Incision de péritoine pariétal postérieur, son bord droit, du duodénum ; on récline cet intestin d'arrière en avant. On peut alors suivre le cholédoque presque jusqu'à sa partie terminale, où l'on sent un calcul. On le fait remonter pour l'extraire par incision sousduodénale.

Observation XXV
Delagenière. *Arch. Prov. chir., 1906.*

Calculs du carrefour et de la portion rétro-pancréatique du canal cholédoque ; cholécystotomie de proche en proche ; puis cholédocotomie rétro-pancréatique après mobilisation du duodénum. Guérison.

R. Simée, 38 ans. Opération le 21 juillet 1906. Incision de Mayo Robson. Hypertrophie du lobe droit du foie. Adhérences de la vésicule et du duodénum. Le doigt mis dans l'hiatus de Winslow reconnaît le calcul du carrefour. Incision du canal et extraction avec morcellement. Exploration de la terminaison du cholédoque. Sensation de dureté sous le duodénum. Alors voie rétro-pancréatique. Le duodénum est refoulé à gauche et le côlon en bas, de façon à tendre les mésos et à reconnaître l'insertion mésentérique duodéno-colique. Incision en croissant de quatre centimètres environ à un centimètre du duodénum. Décollement avec l'index gauche et renversement du duodénum et de la tête du pancréas. Le cholédoque, gros comme le pouce, est incisé au bistouri sur le calcul. Drain fixé au catgut dans le canal. Suture de l'incision du péritoine postérieure de chaque côté du drain sous lequel on met un tampon de gaze. Le duodénum reprend sa place. Fermeture de la paroi.

OBSERVATION XXVI

TERRIER. *Soc. chir.*, 1907.

Cholécystostomie pour angiocholite aiguë infectieuse. Sept mois après, cholécystectomie et drainage de l'hépatique. Rétrécissement cicatriciel du cholédoque. Cholédoco-plastie et finalement hépatico-duodénostomie. Guérison.

Mme F..., 31 ans. Troisième opération le 12 juillet 1906. A l'union de l'hépatique et du cholédoque, virole cicatricielle. Impossible d'entrer un explorateur dans le cholédoque. On fait alors l'exploration complète et méthodique : décollement du duodénum qui se fait simplement et normalement. On voit alors le cholédoque dans toute son étendue jusqu'à son entrée dans le pancréas. Aucune induration dans la tête du pancréas. Pas de calcul dans le cholédoque. On rabat le duodénum que l'on fixe à sa place par un surjet à soie fine.

Quatrième opération, 5 novembre 1906. L'explorateur métallique à boule olivaire n° 20 ne passe pas dans le cholédoque. Section de la paroi du canal jusqu'au point où bute l'explorateur, c'est-à-dire à un centimètre. Rétrécissement fibreux à ce niveau que l'on sectionne. L'hépatique a doublé de diamètre et triplé de longueur depuis la dernière intervention. Néanmoins, il est encore trop court pour pouvoir atteindre le duodénum. On décolle donc l'angle duodénal et on l'attire un peu en haut au-devant de l'extrémité inférieure de l'hépatique. Hépatico-duodénostomie.

Observation XXVII
Souligoux. *Soc. chir.*, 1907.

Ablation d'un calcul contenu dans l'ampoule de Vater par duodénotomie antérieure. Guérison. Homme de 46 ans. Opéré le 8 mai 1904. Foie soulevé par un large écarteur, on mobilise légèrement la deuxième portion du duodénum ; on incise sa paroi antérieure juste en face de la tumeur que l'on sent. Avec une pince on attire l'ampoule dans la plaie, incision et extraction du calcul. Pas de suture de la plaie faite à l'ampoule ; suture de la plaie duodénale.

Observation XXVIII
Vautrin. *Arch. Prov. chir.*, mars 1907.

Obstruction calculeuse du cholédoque. Mme S..., 34 ans. Opérée en août 1897. Cholédoque dilaté, pas de calcul dans sa portion susduodénale. Incision du péritoine au-dessus de l'angle du duodénum continuée le long du feuillet supérieur du mésocôlon transverse sur une étendue de quelques centimètres. Puis le doigt décolle le duodénum et sa portion descendante du plan profond jusqu'au pancréas. Un aide récline l'intestin, le doigt explore la continuation du cholédoque jusqu'au pancréas. La séparation du pancréas de l'intestin donne beaucoup de sang ; on prend le parti de décoller la glande de son plan profond d'attache, ce qui se fait aisément et permet de récliner à gauche la tête du pancréas avec l'intestin. Calcul senti dans la glande. Cholédocotomie. Drainage en arrière du duodénum. Guérison.

Observation XXIX
Vautrin. *Arch. Prov. chir.*, mars 1907.

Obstruction du cholédoque. Mme P..., 51 ans. Opérée le 21 décembre 1899. Incision concave en bas autour de l'angle du duodénum. Décollement de la portion descendante du duodénum que l'on récline à gauche. Cholédoque distendu avec calcul.

Observation XXX
Vautrin. *Arch. Prov. chir.*, mars 1907.

Obstruction du cholédoque. Mme R..., 54 ans. Opération 5 janvier 1905. Abaissement du mésocôlon transverse et de l'épiploon. Incision concave en bas du péritoine au-dessus de l'angle de·réflexion du duodénum et parallèlement à lui. Décollement·de l'angle et portion descendante de la tête du pancréas. On récline le tout à·gauche.

Observation XXXI
L. Picqué. *Soc. chir.*, 30 juillet 1907.

Calculs du cholédoque. Exploration des voies biliaires. Cholédocotomie. Rien dans le cholédoque susduodénal, le cystique, l'hépatique. Décollement du duodénum par le procédé de Vautrin. On trouve des calculs dans la portion sous-duodénale du cholédoque. Cholédocotomie et drainage de l'hépatique.

Application de la mobilisation du duodénum à la chirurgie pancréatique.

Les opérations sur les voies biliaires ont montré la fréquence de la sclérose du pancréas. Dieulafoy, Quenu et Duval nous on bien appris qu'il fallait interpréter cette sclérose comme une conséquence de l'inflammation des voies biliaires, à la suite de lithiase, surtout, de calculs enclavés dans la portion rétro-pancréatique du cholédoque ou l'ampoule de Vater. Le traitement de ces pancréatites chroniques est entièrement chirurgical. Etant donnée l'origine de la sclérose, l'intervention exige à tout prix une exploration complète et minutieuse de la portion terminale du cholédoque. Nous avons vu que seule, l'exploration, après mobilisation du duodénum, pouvait donner satisfaction.

Nous avons eu le très grand honneur d'être tenu au courant des travaux du professeur Vautrin. Les observations, qu'il nous a permis de rapporter, plaident en faveur d'un emploi constant de la mobilisation du duodénum dans le traitement des pancréatites. Les lésions scléreuses du pancréas rétrocèdent après rétablissement du cours de la bile. « La pancréatite profite d'autant mieux de l'intervention, que celle-ci s'exerce sur un point plus voisin du pancréas et qu'elle se termine par un drainage plus important des voies biliaires et de l'espace sous-hépatique. » (Vautrin.) Le décollement de la tête du pancréas permet de porter le drainage au voisinage même des lésions, sous le pancréas enflammé. On assure ainsi un drainage plus direct et plus efficace que ne peut le faire un drainage de la vésicule ou même de l'hépatique. De plus, le décollement met le calcul, cause de l'affection, dans les meilleures conditions d'extraction. Aussi, Vautrin n'hésite pas à attribuer tout le succès de ses interventions à la méthode de mobilisation dont il a, d'ailleurs depuis longtemps, préconisé les avantages..

La résolution de la sclérose, la dilatation du cholédoque rétréci par la glande indurée, peuvent être de longue durée. Dans une de nos observations, elle a demandé neuf mois. Aussi, pour abréger la période de convalescence due à cet élargissement progressif du cholédoque, Vautrin propose une technique nouvelle. Il sectionne au thermocautère, après réclinaison du duodénum et du pancréas décollés, la faible épaisseur du tissu pancréatique qui recouvre la face postérieure du cholédoque. Ce débridement de l'anneau scléreux, constricteur du canal, hâte le retour de sa perméabilité, comme le prouvent nos observations.

La pancréatectomie est une opération plutôt théorique que pratique. Desjardins, cependant, la croit possible si l'on recourt au décollement embryologique de la glande. Ce dernier permet de reconnaître et d'explorer la lésion pancréatique. Il permet d'extérioriser le pancréas de sa région dangereuse et profonde, de l'amener hors de la plaie, où on pourra le sectionner en toute sécurité, loin de la veine cave, qu'on a sous les yeux.

Qu'il s'agisse de pancréatectomie ou de pancréatite chronique, la mobilisation du duodénum et de la tête du pancréas est bien, suivant le mot de Desjardins, « la clé de la chirurgie pancréatique ».

OBSERVATIONS

Mobilisation du duodénum en chirurgie pancréatique.

Observation XXXII
Vautrin. Inédite (1).

Obstruction du cholédoque par calculs ; pancréatite chronique. Opération 15 février 1905. La vésicule libérée de ses adhérences, on incise le bord de l'épiploon gastro-hépatique et l'on dégage le cholédoque. Cholédocotomie pour un calcul susduodénal. Exploration avec une sonde de l'hépatique, du cholédoque inférieur, où elle est arrêtée en pleine portion intra-pancréatique du canal.

Sans hésitation, mobilisation de l'angle duodénal et du pancréas par le procédé du professeur Vautrin : incision parallèle au bord du coude duodénal du péritoine sous-hépatique que l'on prolonge au-dessus du mésocôlon transverse. Décollement avec le doigt du duodénum et de la tête du pancréas. Pas de calcul dans le cholédoque rétro-pancréatique, mais induration considérable de la glande qui crée l'obstacle. Drainage du cholédoque et drainage du décollement rétro-duodénal avec un drain plus petit et une mèche. Quinze jours après la bile coule normalement dans l'intestin ; les selles sont redevenues normales.

---

(1) Nous devons à l'obligeance du professeur Vautrin la publication de ces importantes observations. Nous ne faisons que les résumer grossièrement. On les retrouvera dans toute leur intégrité en un prochain numéro de la *Revue de chirurgie*, où elles font l'objet d'un remarquable mémoire du professeur Vautrin sur le traitement de la pancréatite chronique compliquée d'oblitération du cholédoque.

OBSERVATION XXXIII
VAUTRIN. Inédite.

Obstruction du cholédoque par calculs. Pancréatite sténosante diagnostiquée après mobilisation du duodénum et de la tête du pancréas à la Vautrin. Drainage de l'espace rétro-pancréatique et de l'hépatique. Guérison au bout de neuf mois.

OBERVATION XXXIV
VAUTRIN. Inédite.

Obstruction intermittente du cholédoque. Canaux biliaires énormes, dilatés jusque dans la région rétroduodénale. On ne peut se guider sur la vésicule perdue dans un bloc d'exsudat sous le foie. Mobilisation du duodénum et de la tête du pancréas par le procédé de Vautrin ; renversement à gauche de la masse duodéno-pancréatique. La dilatation cesse à la limite du pancréas. On incise le canal un peu au-dessus. Sténose pancréatique du canal dans une glande sclérosée. Incision au thermocautère de la face postérieure du pancréas, sur le trajet du cholédoque ainsi mis à nu. Drainage rétropancréatique et de l'hépatique. Opération le 29 mai 1907. Le 19 juin, selles colorées. Sortie de la clinique après guérison complète le 30 juin. En septembre 1907, la malade revue est bien portante.

OBSERVATION XXXV
VAUTRIN. Inédite

Rétention biliaire. Calcul du cholédoque sous l'angle duodénal. Décollement du duodénum et du pancréas. Cholédocotomie sur le calcul. Cathétérisme du cholédoque inférieur impossible, le stylet bute à l'entrée dans la glande, dure, sclérosée. Drainage rétropancréatique et de l'hépatique.

Fistule biliaire persistante. Deuxième opération : anastomose de la vésicule et du duodénum. La santé n'est pas cependant parfaite, signe d'une infection ascendante des voies biliaires.

Observation XXXVI
Gosset. *In* Thèse de Desjardins.

Pancréatite chronique. Cholécystectomie. Ablation d'un fragment de la tumeur pancréatique. Amélioration. Opération 22 septembre 1904. Mme F..., 40 ans. Vésicule rétractée entourée d'adhérences ; boue biliaire et mucus sanguinolent à l'intérieur. Exploration des voies biliaires. Pour la continuer plus bas, mobilisation du duodénum à gauche et en haut. Sous la tête du pancréas on trouve une tumeur du volume d'une grosse noix, comprimant le cholédoque. On en résèque un morceau. On rabat le duodénum. Cholécystectomie. On laisse deux pinces à demeure, probablement sur les branches de l'arcade duodénale pancréatique déchirées dans le décollement de la deuxième portion du duodénum. Drains et mèches . .

Une heure et demie après l'opération, écoulement sanguin qui mouille le pansement et les draps. On injecte dans le drain trois quarts de centimètre cube d'adrénaline. L'hémorragie s'arrête. L'examen histologique de la pièce montre des lésions indiscutables de pancréatite interacineuse. Quand la malade sort, les selles sont colorées, l'ictère a diminué.

Observation XXXVII
Villar. *Gaz. Sc. méd. Bordeaux*, 4 fév. 1906.

Pancréatite chronique de la tête du pancréas. Femme de 42 ans. La laparotomie montre une vésicule, un canal hépatique et cholédoque dilatés. Mobilisation du duodénum. La tête du pancréas est augmentée de volume, dure, un peu grenue. Pas de calculs dans le cholédoque rétropancréatique. Cholécystectomie avec drainage de l'hépatique. Suites simples.

Application à la chirurgie duodénale de la mobilisation du duodénum.

La chirurgie duodénale n'a guère bénéficié encore de la mobilisation. C'est là une indication du décollement qu'on ne peut que poser aujourd'hui.

Le décollement sera de mise dans les plaies du duodénum (plaie par balle, par exemple), pour explorer la face postérieure. Il permettra une suture difficile, pour ne pas dire impossible, sans cela.

On intervient rarement avec un diagnostic ferme d'ulcère du duodénum, lorsque les symptômes ne sont pas bruyants. Ce sera une forme à perforation rapide. Ce qu'il faut faire alors, c'est une suture transversale avec ou sans gastro-entérostomie. Est-ce une forme hémorragique ? Il faut faire la gastro-jéjunostomie, ou mieux, l'exérèse de l'ulcère. Dans l'un et l'autre cas, on se trouvera bien du décollement, soit pour la suture, soit pour l'excision, qui devient l'opération de choix.

Le duodénum mobilisé devient justiciable de résection au même titre que le reste de l'intestin grêle. Le cancer de duodénum est des plus rares, il est vrai. Il est cependant un type, le cancer primitif de l'ampoule de Vater, où le traitement chirurgical du cancer trouve réunies les conditions d'un merveilleux succès. Comme le fait remarquer Letulle, la tumeur est petite (groseille), l'envahissement des tissus voisins est nul, la généralisation dans l'organisme fait défaut. Ces malades meurent de la suppression fonctionnelle des voies excrétoires du foie et du pancréas, de l'infection canaliculaire ascendante, mais non pas de cachexie cancéreuse. Ce cancer échappe aux moyens d'action actuels de la chirurgie. Mais après mobilisation du duodénum, l'espoir d'une cure radicale semble permis.

CHAPITRE III

DE LA MOBILISATION DU COLON ASCENDANT ET DU CÆCUM

Historique.

La mobilisation du côlon ascendant et du cæcum est de date récente. En 1902, Duval, s'appuyant sur l'existence embryologique d'un fascia rétro-colique, rendait mobile la portion iléo-lombaire fixe du côlon et l'appliquait au traitement chirurgical du cancer du côlon pelvien. En même temps, il remarquait que le cæcum et le côlon ascendant étaient susceptibles d'un décollement aussi facile. Cette dernière constatation de Duval fut reprise en 1904 par Alglave, qui en fit un temps essentiel de l'extirpation chirurgicale des tuberculoses iléo-cæcales. Le procédé trouvait aussitôt sa sanction. Patel, dès 1905, y avait recours et était suivi dans les résections pour tuberculose iléo-cæcale, par Gross et Sencert (1905), Michon, Cunéo, Hartmann (1907). Cette même année 1905, Cavaillon en précisait de même l'importance dans la chirurgie du cancer du gros intestin, en particulier pour le cancer des angles et du côlon ascendant. A pareille époque, il voyait ses vues heureusement confirmées par les observations de Hartmann, Pantaloni, puis celles plus récentes de la thèse de Okinczyc (1907). Vignard, Cavaillon et Chabanon, Bonnet, Toussaint, en nous faisant connaître, ces derniers temps, les formes rétro-cæcales de l'appendicite, les mésentérites consécutives à l'inclusion de l'appendice, firent, du décollement iléo-cæcal, le complément obligé de la recherche de certains appendices. Le mécanisme et la pathogénie des hernies du cæcum, bien établi par Cavaillon et Leriche, éclaire singulièrement la technique opératoire à appliquer aux interventions pour ce genre de hernie et pour les hernies du gros intestin en général.

Malgré tout, les observations sont rares. Car les chirurgiens, pour le cæcum surtout, font souvent du décollement embryologique sans le savoir. Il en est de même lorsqu'ils prétendent déchirer les adhérences qui fixent une tumeur du gros intestin à la paroi et qu'ils arrivent à la mobiliser.

Technique de la mobilisation du côlon ascendant et du cæcum.

De la pointe du bistouri, on raye le péritoine pariétal au ras du bord externe de l'intestin. L'incision est aussi longue que la portion d'intestin que l'on veut mobiliser. Puis avec un instrument mousse, mieux avec l'ongle et le doigt, on refoule et décolle peu à peu côlon ou cæcum de bas en haut et d'arrière en avant. On tombe ainsi dans le plan de clivage du fascia d'accolement rétro-iléo-colique. Le doigt fait progresser le décollement vers le rachis. On détache alors l'intestin avec les deux feuillets qui constituaient son méso primitif, contenant son système circulatoire, laissant à la paroi le feuillet qui était son péritoine primitif. Le méso soulevé entraîne avec lui les artères coliques. Le décollement peut être poursuivi jusque vers l'artère mésentérique supérieure.

L'anse gros intestinale devient ainsi flottante, analògue à une anse grêle. A volonté, on peut l'amener vers la ligne médiane ou l'extérioriser. Les règles générales de la chirurgie du grêle deviennent donc applicables à la chirurgie du gros intestin, chirurgie dont le caractère dominant et dont la difficulté était dans la fixité des organes. On peut ainsi, une fois le décollement effectué, opérer en dehors de la cavité abdominale.

Application de la mobilisation du cæcum et du côlon ascendant.

Dans les résections pour tuberculose iléo-cæcale.

La plus ou moins grande facilité de l'entérectomie, tout le succès de l'opération résulte des conditions plus ou moins bonnes d'extériorisation chirurgicale du segment iléo-cæcal. Des dispositions anatomiques et pathologiques peuvent rendre ces conditions d'extériorisation défavorables.

Les difficultés d'ordre anatomique peuvent tenir, en premier lieu, à la disposition du péritoine qui revêt le segment iléo-cæcal. Dans 74 p. 100 des cas, d'après Trèves, le côlon ascendant n'a pas de méso et la face antérieure seule est revêtue par le péritoine. Alglave signale des cas où l'iléon, dans sa portion terminale, se trouvait étroitement appliqué sur la paroi postérieure sans méso.

L'extériorisation, dans ces cas, est rendue impossible, à moins qu'on ne recoure au décollement pariétal de l'intestin.

Si, normalement, la main fait le tour du cæcum comme elle fait le tour de la pointe du cœur dans le péricarde (Tuffier), avec Ancel et Cavaillon, on peut reconnaître des dispositions du cæcum dont la luxation au dehors ne s'obtient qu'au prix de l'incision libératrice sur le bord externe.

Dans 26 p. 100 des cas, le côlon ascendant est suspendu par un méso. Si le méso est bas et épais, même s'il est bien développé, l'incision faite le long du méso, du côté externe, permettra d'amener d'autant plus facilement hors de l'abdomen le segment iléo-cæcal.

La situation du segment iléo-cæcal est un autre facteur important d'une extériorisation facile. Est-il en situation haute ? L'intestin est situé au-dessus de la fosse iliaque interne. C'est au décollement que l'on demandera la mobilité.

Les difficultés d'ordre pathologique tiennent aux adhérences contractées par la tumeur avec l'épiploon et surtout avec l'intestin. Ce sont ces dernières que l'on redoute. La libération de ces adhérences peut entraîner l'ouverture de l'intestin; car ces tissus sont particulièrement friables. On s'expose à ouvrir de petits abcès disséminés çà et là dans la masse agglomérée. Ces dangers font alors oublier les avantages de l'entérectomie. Le décollement dans le plan embryologique donne une mobilité telle à la masse tuberculeuse, que l'on peut l'attirer commodément hors du ventre. La libération des adhérences, l'ouverture de l'intestin, si elle a lieu, se fait ainsi hors de la cavité péritonéale. La brèche faite sous les yeux a l'avantage de pouvoir être réparée, même si elle est postérieure. L'entérectomie devient applicable à des cas où on y aurait renoncé.

Lorsque le processus tuberculeux arrive à franchir les limites de l'intestin, à envahir les ganglions et le mésentère, l'extirpation peut paraître dangereuse. Ne s'expose-t-on pas à blesser des organes importants, uretère, vaisseaux iliaques. Avec le décollement dans le plan de clivage embryologique, on a un moyen sûr d'éviter vaisseaux et uretère, que l'on laisse à la paroi.

Le décollement, qui permet de mener à bien l'extériorisation de la tumeur, sera encore d'un puissant secours lorsqu'il s'agira de rétablir la continuité de l'intestin, après la résection. Lorsqu'on emploie l'anastomose latéro-latérale, il est des cas où l'anastomose ne peut être pratiquée entre le bout iléal et la portion restante du côlon ascendant, celui-ci étant réséqué presque sous le foie.

Dans ce cas, si l'anse grêle est fixe ou à méso court, on peut l'amener au contact du côlon par deux procédés: ou bien mobiliser la partie terminale de l'iléon, ou bien laisser l'iléon fixe, attirer l'S iliaque mobile ou mobilisé par le procédé de décollement de Duval. En général, l'iléon est appendu au mésentère et peut toujours être rapproché du côlon. Il en est tout autrement lorsqu'il s'agit de rapprocher deux segments du gros intestin. La mobilisation du bout supérieur ou inférieur par décollement permettra une réunion impossible sans cela.

Pour réaliser dans de bonnes conditions les anastomoses, il importe d'extérioriser autant que possible les

anses à unir. Quel que soit le procédé, anastomose termino-terminale, latéro-latérale, termino-latérale, on est
toujours gêné pour faire le surjet postérieur. Avec le
décollement, la mobilité plus grande des anses permettra
de les mieux rapprocher. Les sutures y gagneront en
commodité et en solidité.

Dans les résections pour cancer.

Comme le fait remarquer Cavaillon dans sa thèse, le
cancer du côlon reste longtemps encapsulé dans sa cou-
verture séreuse. Il peut être enlevé en vase clos, les adhérences n'étant qu'inflammatoires. Il récidive peu sur
place une fois enlevé et ne tend pas à se généraliser.
L'opération radicale trouve là, réunies, le maximum de
conditions favorables.

Lorsqu'on intervient pour cancer, le contenu de l'intestin a atteint une virulence excessive de par l'occlusion;
le malade, cachectique, ne peut faire les frais de la moindre faute opératoire. Aussi, plus rigoureuse que partout
ailleurs, se pose la règle inéluctable en chirurgie du gros
intestin. Toute anse du gros intestin doit être extériorisée; toute portion septique, tumeur ou fistule, doit être
absolument isolée de la grande cavité abdominale. De
cette loi générale, découle toute l'importance de la mobilité de la tumeur, en matière de résection, mobilité qui
tient à la portion du côlon sur lequel elle siège, mobilité
qui tient également aux adhérences de cette tumeur.

Le néoplasme siège-t-il dans la région cæcale, sur la
portion mobile de l'S iliaque, l'extériorisation est facile,

la résection bénigne. Les conditions sont bien différentes si le siège du néoplasme est aux angles ou sur les portions fixes du côlon ascendant et descendant, tant il est vrai que la gravité d'une résection est en raison inverse de la longueur du méso. Cette loi de Wolfler souligne toute l'importance de la mobilisation anatomique du gros intestin. Par la mobilisation du fascia d'accolement, on supprime la fixité gênante de certaines portions de l'intestin. La résection du gros intestin acquiert ainsi, dans toutes ses portions, le même degré de bénignité.

Si l'extériorisation de la tumeur gagne en bénignité, elle y gagne également en facilité. Le chirurgïen qui n'a pas la notion du plan de clivage embryologique ne voit d'autre moyen d'énucléer le néoplasme qu'en le libérant des adhérences plus ou moins inflammatoires qui l'environnent. On s'expose ainsi aux ennuis d'une hémorragie en nappe, produite par la rupture de ces adhérences toujours vasculaires, hémorragie d'autant plus ennuyeuse qu'elle se produit au sein même de la cavité péritonéale. Il est beaucoup plus simple et moins dangereux de passer dans le plan de clivage tout naturel du fascia, d'amener le tout en avant et de libérer hors de l'abdomen la tumeur de ses adhérences.

Dans les néoplasmes, il faut dépasser largement les limites du mal. La résection étendue demande une extériorisation étendue et par conséquent une mobilité étendue de l'intestin, que seule peut donner une mobilisation anatomique.

En permettant une vaste extériorisation, le décollement embryologique du gros intestin assure, au deuxième temps des résections, l'anastomose, une exécution

facile. On opère alors hors de l'abdomen, ce qui ôte toutes les chances d'infection. Les anastomoses les plus
variées sont, dès lors, possibles. On peut réunir bout à
bout les deux extrémités coliques par une suture circulaire. Ce mode d'union peut, il est vrai, amener des
rétrécissements consécutifs. Il vaut mieux, comme le
recommande Cavaillon, fermer les deux bouts de l'intestin en cæcum et faire une anastomose latéro-latérale. Ce
genre d'anastomose demande beaucoup d'intestin et de
la mobilité. Il faudra recourir au décollement pariétal
du côlon, qui permet de faire glisser les deux bouts d'intestin l'un à côté de l'autre. Duval a proposé le glissement de l'S iliaque par décollement. Pour le côlon ascendant, on peut agir de même. L'utilisation du décollement
arrive à amener au contact des points fort éloignés. Les
résections larges sont de mise, sans craindre le tirail-
lement ultérieur des sutures. Et faire large, lorsqu'il
s'agit de cancer, n'est-ce pas la seule façon d'espérer
guérir ?

Malgré tout, l'opération radicale arrive à être imprati-
cable. On choisit, suivant les circonstances, dans le lot
des opérations palliatives : anus contre nature, exclu-
sion, anastomose. Si l'on se trouve en face du côlon ascendant ou du transverse et que l'on opte pour une anastomose, il paraît indiqué de faire une anastomose colo-colique : colo-sigmoïdienne, par exemple. Pour cela, on
mobilisera le cæcum, afin de le rapprocher de l'S iliaque.
Il faut avouer que l'on est rarement conduit à pareille
anastomose.

En résumé, dans le cancer, si on mobilise le cæcum,
le côlon ascendant, en le décollant dans le plan embryo-

logique : 1° on étend la limite d'opérabilité des tumeurs ;
2° on rend la résection extra-abdominale et on fait des
sutures en dehors du ventre.

Dans les appendicites postérieures.

Lorsque l'appendice en position rétro-cæcale s'en-
flamme, il peut donner lieu à des lésions intra ou extra-
péritonéales.

Les lésions extra-péritonéales sont dues à l'infection
du tissu cellulaire de la fosse iliaque. Il se développe un
vrai phlegmon. Ce phlegmon coïncide ordinairement
avec un cæcum accolé. Comme l'on admet en général
qu'à un cæcum accolé répond une face postérieure bai-
gnant dans le tissu cellulaire de la fosse iliaque, la formation du phlegmon se trouve vite expliquée. Ancel et
Cavaillon nous ont montré que, lorsque le cæcum est
accolé, sa face postérieure est toujours séparée du tissu
cellulaire par une lame péritonéale. Ce feuillet péritonéal postérieur résulte de la fusion du péritoine pariétal
avec le feuillet cæcal postérieur. L'infection, dans ces
cas, s'est faite par propagation à travers ce feuillet, dont
la minceur est une barrière bien faible à la contamina-
tion. Pour ouvrir ces collections (et c'est la conclusion
de Cavaillon et Chabanon), il faut utiliser la voie d'accès
lombaire.

Le cæcum flottant ou à grande fossette rétro-cæcale
réalise une disposition favorable au développement d'une
collection intra-péritonéale. Le pus se collecte sous le
cæcum, en avant du feuillet péritonéal postérieur. Pour

ces abcès rétro-cæcaux, Cavaillon et Chabanon conseillent encore la voie lombaire. Vignard, Michaux utilisent la voie transpéritonéale. On aura, dans ce cas, recours à une légère mobilisation du cæcum. Elle permet de soulever le bord externe du cæcum. Si le pus est là, on le voit sourdre. Par l'ouverture ainsi faite, on introduit un petit modèle de l'aspirateur Villard. Le décollement permettra encore de mener à bien la recherche de l'appendice. A chaud, cette recherche pourra être négligée, mais à froid, le décollement, en exposant la face postérieure du cæcum, met sous les yeux l'appendice ou ses débris. Lorsqu'il s'agit de libérer cet appendice, il est très important de voir ce que l'on fait, car il adhère fortement à la paroi cæcale et une libération aveugle risque de perforer l'intestin.

L'adénopathie est fréquente dans l'appendicite. Souvent elle est inflammatoire et disparaît avec l'ablation de l'appendice. Mais elle peut aller jusqu'à la suppuration et la gangrène. Ce sont les ganglions mésentériques rétro-cæcaux, rétro-coliques et sous-péritonéaux qui peuvent être pris. L'atteinte des ganglions rétro-cæcaux, rétro-coliques est souvent méconnue au cours des interventions pour appendicite. La mobilisation du cæcum est chose si facile, qu'elle mériterait d'être le complément de toute appendicectomie. Cette négligence peut être souvent cause des appendicites à rechutes. D'autres fois, on sera appelé à intervenir du côté de l'appendice pour des phénomènes péritonéaux. Le ventre ouvert, le péritoine est indemne, aucune adhérence, point de collection, mais on aperçoit des ganglions enflammés. L'ablation des ganglions tuméfiés entraînera la guérison, comme l'ont constaté Quenu, Ricard, Tixier. Les ganglions rétro-cæcaux ne pourront être atteints qu'après mobilisation du cæcum et du côlon ascendant.

L'inclusion de l'appendice dans le mésentère est plus fréquente qu'on ne le croit. Depuis quelque temps, Bonnet, Toussaint, Michaux, dans des observations successives, ont attiré l'attention sur cette situation postéro-interne de l'appendice inclus dans le mésentère et sur la mésentérite consécutive. Dans ses recherches anatomiques, Bonnet aurait trouvé une demi-douzaine de cas où existait cette disposition. Aussi, cet auteur a-t-il été un des premiers à préconiser dans ces cas, comme une voie d'élection de recherche de l'appendice, le décollement du segment iléo-cæcal. Telle était aussi l'opinion de Michaux, dans son rapport à la Société de chirurgie, où il étendait également le procédé à la recherche de l'appendice rétro-cæcal.

Dans leurs recherches anatomiques, Ancel et Cavaillon, sur 100 sujets environ, ont trouvé trois fois des appendices situés entre la face postérieure du mésentère accolé et le péritoine pariétal. Ces appendices étaient de longueur variable : l'un d'eux remontait jusqu'au niveau de la deuxième portion du duodénum. Pour les atteindre, il aurait fallu, ou inciser le mésentère et s'exposer à des sections vasculaires dangereuses pour l'intestin, ou bien recourir au décollement embryologique du cæcum et du côlon ascendant,

Dans les hernies par glissement du cæcum
et de l'S iliaque.

Il est un chapitre, enfin, que l'on doit porter aujour-d'hui à l'actif du décollement du gros intestin : c'est celui des hernies. Les hernies du gros intestin sont, on le sait, de types très variés. Il y a des hernies avec sac ou sans sac, libres ou avec adhérence charnue naturelle. Il y a enfin des hernies par bascule et des hernies par glissement. A la lumière des travaux récents (Ancel et Cavaillon), sur le péritoine de la région iléo-cæcale, on a été amené à remanier la description ou plutôt la conception de ces hernies. Dans un article récent, Cavaillon et Leriche, dont les idées ont été adoptées par MM. Jaboulay et Patel, dans leur article du *Traité de Chirurgie clinique*, ont montré que la disposition du sac et même le mécanisme de la hernie étaient réglés par la disposition anatomique du péritoine cæcal et que celle-ci devait régler la nature de l'intervention pratique.

Quand le cæcum flotte au bout d'un mésentère commun persistant, il se hernie comme une anse grêle quelconque, dans un sac acquis ou préformé. Il s'agit d'une hernie par descente qui ne relève que d'une cure radicale ordinaire.

Quand le cæcum est fixé par coalescence partielle ou totale, ou par un méso acquis, la hernie se fera par bascule ou par glissement. Elle se fera par bascule si le fond est libre. Le traitement demandera des manœuvres complexes de réduction, complétée par la fixation haute intra-abdominale.

Quand elle se fera par glissement, le décollement devra intervenir et voici comment :

Le mécanisme du glissement s'adresse aux cæcums complètement ou partiellement fixés et aux cæcums à méso. Avec ces types, différentes variétés anatomiques peuvent être rencontrées.

Quand un cæcum fixé sans méso, c'est-à-dire accolé en surface, est entraîné par le glissement du péritoine pariétal dont il est devenu solidaire, il se présente par son fond à l'orifice herniaire, déprimant devant lui la séreuse pariétale : ainsi sera constituée la hernie, dite, par les classiques, à sac incomplet. Il est vrai que sur une portion seulement de la périphérie cæcale, on trouvera une cavité séreuse enveloppant l'intestin ; en d'autres points, il semblera qu'on puisse arriver directement sur le cæcum. Ce n'est là qu'une apparence. On peut toujours, par la dissection, arriver à donner aux feuillets péritonéaux leur valeur originelle à ce niveau. Le sac d'origine pariétale existe complet : le cæcum est partout revêtu du péritoine, mais, tandis qu'en avant les feuillets viscéral et pariétal sont restés isolés, formant le sac des classiques, en arrière il existe une symphyse viscéro-pariétale préalablement établie. Selon l'étendue de cete symphyse, la portion libre de la cavité sacculaire sera plus ou moins grande. La coalescence peut atteindre le fond ou le dépasser, diminuant ainsi plus ou moins la partie libre du sac.

Dans certain cas, l'accolement n'a pas franchi le fond cæcal ; la partie libre de la cavité sacculaire s'étend donc sur toute la face antérieure et sur une partie de la face postérieure. Les classiques devraient appeler cette disposition hernie à sac mixte, puisque le fond cæcal a un sac complet, tandis que la partie supérieure et postérieure serait partiellement extra-sacculaire et extra-péritonéale. Avec la notion de l'accolement ce paradoxe anatomique disparaît : le sac ne se limite pas à la partie libre de celui-ci, mais doit comprendre la zone libre et la zone modifiée par l'accolement. Si l'accolement est descendu et a fixé le fond, le pseudo-sac ne s'étend plus que sur une petite portion de la face antérieure ; on saisit là la transition entre cette forme et la hernie par bascule dite *sans sac*.

De telle sorte que là encore il est inexact de dire qu'il s'agit d'une hernie à sac incomplet. Le sac est complet, il n'est manifeste qu'en avant. En arrière, la coalescence l'a modifié au point de le rendre méconnaissable. C'est à cause de cela que les classiques ont pu, établissant (au niveau de la portion non accolée) une continuité du péritoine pariétal et du péritoine viscéral, croire que le sac était seulement la partie libre antérieure .

En réalité, la continuité n'est qu'apparente entre feuillets viscéral et pariétal. On peut trouver au niveau du point dit classiquement fond du sac un plan de clivage qui rétablira la disposition fœtale, redonnera au cæcum sa mobilité et mettra en évidence l'individualité complète du sac.

Utilisant cette disposition, on pourrait essayer, à l'intérieur du sac, le décollement suivant le plan embryologique tel qu'on le fait dans l'abdomen pour mobiliser un cæcum adhérent. Il doit s'agir là d'un clivage difficile. Après avoir rayé de la pointe du bistouri le fond du sac, il faut, en effet, attentivement veiller à ne point passer dans le tissu cellulaire sous-péritonéal en demeurant entre les deux lames du fascia d'accolement. Evidemment, on doit tendre à n'utiliser que le plan de clivage naturel fourni par la zone de coalescence : du même coup, on mobilise alors, sans peine, les vaisseaux qui s'y trouvent inclus, tangentiellement à la paroi, entre les deux feuillets viscéraux, qui ne recouvrent leur individualité que dans le ventre ; mais, pratiquement, il n'y a aucun intérêt à procéder ainsi. Il nous paraît cependant plus simple de faire une sorte de réduction en masse par un décollement sous-séreux de haut en bas, à la faveur d'une hernio-laparotomie ainsi que certains chirurgiens l'ont préconisé.

Quand un cæcum s'est constitué secondairement un méso par traction sur le péritoine pariétal et que celui-ci est secondairement entraîné par glissement, l'intestin se présente de façon identique dans le trajet herniaire, mais ici l'accolement postérieur ne s'est pas fait en surface. L'étirement a seulement fait persister, entre le péritoine pariétal et le péritoine viscéral, quatre feuillets dont deux contiennent dans leur écartement les vaisseaux coliques. La cavité sacculaire existe sur presque toute la périphérie de l'intestin, si bien que le doigt qui voudrait faire le tour du cæcum serait arrêté seulement en arrière. Cette adhérence postérieure, qui contient le pédicule vasculaire de l'intestin, n'est autre que l'adhérence charnue naturelle de Scarpa, celle que les chirurgiens recommandent soigneusement de ne pas couper. Suivant la longueur du méso et suivant son point d'origine sur le cæcum, l'adhérence sera plus ou moins haut située dans le sac : elle peut être près du collet, comme à cheval sur lui, elle peut n'occuper qu'une partie du sac ou, au contraire, descendre jusqu'au fond.

Ces différentes variétés ont leur importance opératoire. Toujours, mais plus ou moins, l'adhérence de Scarpa constituera un obstacle à la réduction de dehors en dedans. Sa constitution anatomique explique parfaitement la facilité que l'on a eu à réduire, au contraire, par traction intra-abdominale.

Véritables prolapsus cæcaux, ces hernies peuvent entraîner à leur suite l'abaissement du rein et la coudure de l'aorte (Baumgartner). Elles se voient chez les vieillards ou chez des individus aux tissus flasques : ce ne sont pas des hernies, ce sont des ptoses, relevant plus d'une colopexie que d'une kélotomie. CAVAILLON et LERICHE.

Dans un cas de hernie par glissement du cæcum, trouvé à la salle de dissection, MM. Ancel et Cavaillon ont pu cliver la hernie dans le plan du fascia et retrouver

à la dissection les quatre feuillets décrits dans le mésocæcum.

Il y a donc deux types de décollement : l'un sous-péritonéal, se fait dans le tissu cellulaire sous-péritonéal et
est plutôt une dissection qu'un décollement. On dissèque
le sac et on réduit en masse la hernie. L'autre, décollement intra-péritonéal, utilise le plan de clivage du fascia
et permet : 1° de rendre au cæcum sa mobilité; 2° de le
réduire avec sa lame porte-vaisseaux, sans aucune
crainte de sphacèle.

En face d'une hernie de l'S iliaque, on aura recours
également à l'une ou l'autre de ces façons de procéder.
Suivant que la portion libre du sac est volumineuse ou
non, Patel conseille de faire un décollement intra-péritonéal ou sous-péritonéal. Dans trois observations, que
nous rapportons, une mobilisation sous-péritonéale de
la totalité de la masse herniée donna, à la libération de
l'S iliaque, une facilité inespérée.

OBSERVATIONS

I. Mobilisation dans les résections pour tuberculose iléo-cæcale.

OBSERVATION XXXVIII
PATEL. *Lyon Médical*, 1905, p. 541.

Tuberculose cæcale hypertrophique. Résection iléo-cæcale. Guérison. Opération 26 août 1905. Tumeur cæcale très
mobilisable, en raison de la persistance d'un mésocæcum
assez développé. Pour faciliter le décollement du côlon ascendant, incision faite sur un bord externe du péritoine
pariétal.

Observation XXXIX
Gross et Sencert. *Rev. méd. Est*, 1905, p. 57.

Résection de l'intestin pour tuberculose iléo-cæcale.

Opération avec la technique d'Alglave. Libération de la tumeur. Ligature de l'épiploon adhérent à la face antérieure de la tumeur et résection d'un peu de cet épiploon. Ensuite, incision de bas en haut du péritoine, du ligament latéro-colique ascendant et l'on exécute le décollement pariétal de l'intestin tel que Duval l'a préconisé pour la mobilisation du côlon pelvien. Extériorisation du cæcum. Résection. Entéro-anastomose latéro-latérale, supérieure quant à ses résultats à l'anastomose termino-latérale. L'iléon ne pouvant être amené au contact du côlon ascendant est attiré vers le côlon transverse. Guérison.

Observation XL
Michon. *Soc. chir.*, 24 oct. 1905.

Tuberculose hypertrophique de la partie terminale de l'iléon.

Femme, 26 ans. Les adhérences à la fosse iliaque en dehors sont libérées et le péritoine incisé le long et en dehors du cæcum. On sent contre la paroi et dans le mésocôlon deux ganglions de la dimension d'un haricot, qui sont enlevés séparément. La tumeur est alors bien mobilisable et peut être amenée au dehors du ventre. Résection. Fermeture des deux bouts, iléo-colostomie latérale. Guérison.

Observation XLI
Cunéo. *In* Hartmann. *Trav. de chir. anat. clin.*

Tuberculome volumineux et hypertrophique du cæcum, du côlon ascendant et de l'angle droit du côlon. Colectomie.

Anus contre nature et dans un deuxième temps entéro-anastomose. Mort de pneumonie après la seconde intervention. Pour décoller l'intestin, on a incisé le péritoine pariétal en dehors du cæcum et du côlon. Décollement très facile.

Observation XLII
Hartmann. *Soc. chir.*, 9 juil. 1907.

Tuberculome hypertrophique du cæcum et côlon ascendant. Résection après mobilisation. Incision du péritoine en dehors du côlon ; décollement de celui-ci et de sa lame vasculaire, décollement de la partie terminale du mésocôlon. Fermeture des deux bouts. Iléo-colostomie transverse latérale. Guérison.

II. Mobilisation dans les résections pour cancer du gros intestin.

Observation XLIII
Jaboulay. Inédite.

Néoplasme du côlon (angle droit et côlon ascendant). Résection iléo-cæcale. Anastomose termino-latérale valvulaire.

Louis R..., 36 ans. Entre le 9 novembre 1907 dans le service du professeur Jaboulay. Rien dans ses antécédents. Le 8 septembre 1907, brusquement, au milieu de la nuit, vive douleur dans fosse iliaque droite. La douleur cesse le lendemain ; le surlendemain le malade reprend son travail. Un seul vomissement. Pas de fièvre. Constipation pendant deux à trois jours (un médecin diagnostique appendicite). Nouvelle crise au début du mois d'octobre, sans vomissements. Depuis une semaine, coliques généralisées à tout l'abdomen, survenant assez irrégulièrement, mais plus souvent la nuit, s'accompagnant d'un ballonnement localisé. Le malade est constipé. Après quelques lavements il aurait vu du sang dans ses matières. Etat général bon.

A l'examen de l'abdomen, dans la fosse iliaque droite, la paroi est souple, sans défense musculaire, sans gâteau péritonéal. On sent une masse dure, profonde, large de deux travers de doigt. Rien au toucher rectal. Rien dans les urines. Intervention le 13 novembre par le professeur Jaboulay. Anesthésie à l'éther. Incision sur le bord externe du droit. Sous anesthésie on sent déjà une masse grosse comme un petit poing dans la région iliaque. La main introduite dans l'abdomen sent une masse dans le côlon ascendant solidement fixée en arrière contre le péritoine pariétal. On perçoit des ganglions hypertrophiés. Il semble impossible d'extérioriser la tumeur. On branche sur la première incision une deuxième incision perpendiculaire de dix centimètres. Décollement du cæcum à partir de son bord externe. On isole le grand épiploon qui adhérait à la tumeur. Ablation de celle-ci. On résèque la portion terminale du grêle, le cæcum et le côlon ascendant. Il n'existait pas d'angle droit nettement formé. Implantation termino-latérale du grêle dans le côlon : à deux doigts de la section colique on fait une incision parallèle au bord externe du côlon, permettant le passage du grêle. Une pince introduite dans la lumière colique sort par cette incision, vient prendre le bout iléal et le remorque à travers l'incision colique. Suture muquo-muqueuse par l'intérieur de la cavité du gros intestin. Fermeture du boût colique par une suture en bourse muqueuse et deux plans séro-séreux. Suture séro-séreuse au niveau de l'anastomose iléo-colique. Drainage postérieur par une incision lombaire.

Le lendemain, 14 novembre, température 39, pouls 90. Facies bon, langue humide, abdomen souple. Le malade a uriné tout seul. Un litre de sérum par jour et diète absolue.

17 novembre. — Le drain a été retiré. Le malade prend du lait. Pas de phénomènes d'infection péritonéale.

21 novembre. — Depuis deux jours la température remonte à 39. On enlève le point le plus externe de l'incision transversale. Abcès de la paroi. Il s'écoule une grande quantité d'un pus à odeur stercorale.

23 novembre. — Température 37°5. Bon état général.

OBSERVATION XLIV

PANTALONI. *Arch. Prov. Chir.*, mars 1905.

Cancer du côlon ascendant consécutif à un épithélioma de l'ovaire, opéré un an avant. Extirpation et réunion bout à bout. Guérison.

Opération. — La tumeur est circulaire et adhère au péritoine pariétal postérieur. Ces adhérences sont détruites avec le doigt et les ciseaux. Le péritoine est incisé le long du bord externe de l'intestin du coude du côlon, au fond du cæcum, et toute l'anse peut être ainsi amenée entre les lèvres de la plaie et bien isolée. Deux pinces-clamps sont placées de chaque côté et à deux travers de doigt de la tumeur ; deux autres sont placées en dehors des premières et l'intestin est coupé entre les deux. La tumeur peut être alors enlevée en bloc après hémostase du mésocôlon. Réunion des deux bouts par un surjet total et un second séro-séreux. Drainage à l'angle inférieur de la plaie de la paroi abdominale que l'on referme.

OBSERVATION XLV

PANTALONI. *Arch. Prov. Chir.*, mars 1905.

Cancer du côlon ascendant et du transverse. Ablation. Implantation du côlon ascendant dans le côlon transverse. Guérison opératoire.

Tumeur du côlon sans adhérences, avec quelques ganglions dans le mésocôlon. Incision du péritoine pariétal le long du bord externe du côlon ascendant et de son coude. L'intestin est décollé en arrière et ramené sur la ligne médiane dans l'incision.

OBSERVATION XLVI

PANTALONI. *Arch. Prov. Chir.*, mars 1906.

Rétrécissement de la portion droite du côlon transverse. Obstruction intestinale par occlusion. Anus cæcal temporaire. Laparotomie et anastomose colo-colique cinq semaines après. Guérison spontanée de l'anus cæcal et définitive de tous les troubles digestifs.

A l'union du tiers droit du transverse avec les deux tiers gauches, je tombai sur un rétrécissement dur, ligneux, avec adhérences au foie et à l'estomac. Jugeant impossible la libération des parties rétrécies, je mobilisai le côlon ascendant et son coude par une incision menée en dehors et le long de ce viscère ; je pus l'amener ainsi au contact du transverse. Je pratiquai une large bouche de trois travers de doigt entre les parties moyenne du transverse et supérieure du côlon ascendant par deux plans de sutures au fil de lin : un total et l'autre séro-séreux. Le ventre est fermé sans drainage.

OBSERVATION XLVII

OKINCZYE. Thèse, 1907, Paris.

On retrouvera dix observations où la mobilisation a été employée dans la chirurgie du cancer du gros intestin.

III. Mobilisation dans les appendicites rétro cæcales.

OBSERVATION XLVIII

BONNET. *Soc. chir.*, 16 janvier 1907.

Appendice inclus dans la terminaison du mésentère. Sa recherche par décollement du segment iléo-colique.

Homme, 20 ans. Opéré le 23 octobre 1905. Début il y a six semaines. Le malade n'a plus aucune réaction péritonéale. On ne trouve pas l'appendice et on constate que la bande musculaire longitudinale antérieure du cæcum se prolonge jusqu'au péritoine iliaque sans se continuer avec un appendice visible. Conformément à ses recherches, le Dr Bonnet conclut à la situation postérieure de l'appendice et à son inclusion dans le mésentère. En effet, il incise le péritoine de la fosse iliaque à la partie externe du cæcum, décolle le segment cæcal, le relève en haut et arrive ainsi sur le bord interne du cæcum, au niveau de la terminaison du mésentère. Une grappe de ganglions rouges et injectés indique la proximité de l'appendice. Les ganglions écartés, on trouve sans peine l'appendice altéré, entouré en un point d'une petite collection purulente, en voie de résolution. L'appendice est décollé assez difficilement ; on le sectionne et on l'enfouit dans la paroi cæcale. Puis on répare la brèche iléo-cæcale. On laisse un drain. Guérison.

Observation XLIX
Bonnet. *Soc. chir.*, 4 avril 1906.

Mésentérite consécutive à l'appendicite. Recherche de l'appendice par décollement iléo-cæcal.

Observation L
Bonnet. *Soc. chir.*, 5 décembre 1906.

Appendice inclus dans le mésentère. Décollement iléo-cæcal.

Observation LI
Toussaint. *Soc. chir.*, 1906.

Appendice inclus dans le mésentère. Décollement iléo-cæcal.

Observation LII
Vignard. *Prov. méd.*, 1907

Appendicite. L. J., 11 ans. Après laparotomie, on trouve un peu de pus et le doigt enfoncé vers le bassin en fait sourdre plus abondamment. Le cæcum est adhérent à la fosse iliaque. En le décollant on trouve un long trajet qui remonte jusque sous le foie et qui oblige de faire un drainage lombaire. Guérison.

IV. Décollement dans les hernies de l'S iliaque.

OBSERVATION LIII

PATEL. Inédite.

H., 65 ans. Salle St-Pothin Service de M. Bérard, suppléé par M. Patel. Hernie inguinale double volumineuse : à droite, entéro-épiplocèle, à gauche, épiplocèle et hernie de l'S iliaque par glissement. 16 avril 1907, à droite, une radicale ordinaire. A gauche, l'incision amène sur un feuillet séreux, au travers duquel on voit des franges épiploïques. Incision de ce feuillet. L'épiploon est réduit facilement. En arrière de lui, adhérant au plan postérieur, se trouve l'S iliaque. On referme le sac au catgut dont on conserve les deux chefs. On incise les plans musculaires à la partie droite de l'anneau. On commence à mobiliser l'S iliaque dans le tissu celluleux sous-péritonéal. Le décollement est fait et est poursuivi progressivement de haut en bas tout le long de la hernie. On arrive ainsi à séparer facilement l'S iliaque du cordon. L'S iliaque est libre avec ses vaisseaux entouré de ses fascias d'accolement. Le décollement s'est fait tout entier en arrière du péritoine pariétal. L'intestin est remonté facilement dans la cavité abdominale. Pour le fixer davantage, on suture à la paroi les deux chefs du sac. Fermeture de la paroi. Guérison en quinze jours .

OBSERVATION LIV

PATEL. Inédite.

M., 71 ans. Opéré le 12 septembre 1907. Hernie de l'S iliaque irréductible. Il y a une portion mobile et une portion fixe. Même manœuvre ; décollement sous-péritonéal.

OBSERVATION LV

PATEL. Inédite.

R., 68 ans. Hernie de l'S iliaque. Décollement sous-péritonéal.

CHAPITRE IV

MOBILISATION DU COLON DESCENDANT ET DE L'S ILIAQUE

Ce chapitre'mériterait de figurer en tête de cette étude
de la mobilisation des portions fixes de l'intestin. C'est,
en effet, avec le décollement du côlon descendant et de
l'S iliaque, que la méthode générale de la mobilisation
des fascias d'accolement fit son entrée dans le cadre des
interventions chirurgicales de l'abdomen. La thèse de
Duval, en 1902, donna l'essor et orienta l'attention des
chirurgiens. Cette mobilisation est la mieux connue,
aussi, terminons-nous brièvement par son étude.

Duval décolle le côlon descendant et l'S iliaque en incisant le péritoine dans l'angle formé par le bord
extrême de l'intestin et le péritoine pariétal postérieur.
On passe alors avec les doigts entre les deux lames de
constitution du fascia : la lame postérieure reste sur les
organes pariétaux, aorte, uretère; la lame antérieure,
ancien feuillet gauche profond du mésocôlon, vient avec
l'intestin doublant à leur face profonde les vaisseaux
coliques. Ce décollement se poursuit jusqu'à la ligne médiane, jusqu'à la mésentérique inférieure. Si l'on sectionne, ajoute Duval, la racine d'insertion secondaire du
mésocôlon pelvien le long du détroit supérieur, on mobilise complètement le côlon terminal.

Application dans les résections de l'S iliaque. — L'S iliaque flottant est facilement extériorisé et réséqué. Il y a souvent impossibilité de suturer les deux bouts lorsqu'on veut rétablir la continuité de l'intestin. Cette impossibilité tient à l'écartement des deux bouts après résection, à la fixité de l'un d'eux, qui rend la suture périlleuse. Duval trouva dans la mobilisation et le glissement du côlon ilio-lombaire une manœuvre qui rend mobile la portion ilio-lombaire fixe du côlon, permet de l'abaisser et de la suturer au rectum. De plus, la suture se pratique hors du ventre.

CONCLUSIONS

I. — La persistance d'un fascia d'accolement avasculaire, en arrière de toutes les parties secondairement fixées de l'intestin, est une constante anatomique, dont l'utilisation opératoire doit devenir une règle chirurgicale. En effet, le clivage, très facile ordinairement, des deux feuillets péritonéaux accolés, reproduit la disposition fœtale et rend à l'intestin sa mobilité première.

II. — On peut utiliser cette disposition au niveau du duodénum, dont la mobilisation chirurgicale reconnaît des indications multiples.

Elle peut faciliter l'exploration de la région pylorique, permettre l'emploi plus fréquent de la gastro-duodénostomie et rendre plus aisés certains temps de la pyloro-gastrectomie.

Elle seule permet l'exploration facile et complète de tout l'arbre biliaire, en mettant sous les yeux de l'opérateur le cholédoque rétro-pancréatique.

Enfin, elle est la clé de la chirurgie du pancréas.

III. — La mobilisation du cæcum et du côlon ascendant est souvent nécessaire dans le traitement de certaines appendicites postérieures. Elle doit être un temps systématique de la résection du cæcum, qu'il s'agisse de tuberculose ou de cancer.

Il en va de même de la mobilisation de l'S iliaque, pour les entérectomies portant sur cette région, toutes les fois que le méso n'est pas flottant et que la tumeur n'est pas facilement extériorisable.

IV. — Toutes ces manœuvres sont simples, faites dans un plan avasculaire; elles n'offrent pas le moindre danger, à seule condition d'une aseptie stricte.

BIBLIOGRAPHIE

ALGLAVE. — Thèse Paris, 1903-1904.

ANCEL et CAVAILLON. — Recherches sur la morphogenèse du péritoine duodénal. (Bibl. Anat., t. XVI).

— L'évolution du mésentère commun. (Journ. anat. Phys., avril 1907.)

— Formation des mésocôlons asc.et desc. (Bibl. anat., 1907.)

ANCEL et SENCERT. — Bibl. anat., 1903, p. 1.

ANSCHUTZ. — Beitrage zu klinik des Dickdarmkresses. (Mitt aus den Grenzgebieten Med. u. Chir., 1907.)

BONNET. — Bull. Soc. Chir., 16 janv. 1907.

BERG. — Retroduodenale Choled. z. Entfernung. (Centb. f. Chir., 1903, n° 27.)

BAKES. — Erfahrung ub. Resect. cæcal. (Arch. f. klin. Chir., Bd. 80, H. 4.)

CAVAILLON et LERICHE. — Mécan. et pathog. des hernies du cæcum. (Sem. méd., 20 mars 1907.)

CAVAILLON et CHABANON. — Suppurations rétro-péritonéales appendic. (Prov. méd., 16 mars 1907.)

CAVAILLON. — Thèse Lyon, 1905-06.

CHABANON. — Thèse Lyon, 1906-07.

DESJARDINS. — Thèse Paris, 1904-05.

— Technique de la pancréatectomie. (Rev. Chir., 10 juin 1907.)

DELAGENIÈRE. — Arch. Prov. Chir., 1906, p. 267, 279, 505.

Duval. — Thèse Paris, 1901-02.

Fredet. — Le Péritoine. (An. Hum., Poirier, Charpy, p. 885.)

Gross. — Gastr. avec mob. duod. (Rev. Méd. Est, 1905, p. 758.)

Hartmann. — Soc. Chir., 9 juillet 1907.

— Trav. Anat. Chir. Intestin., Paris 1907.

Jourdan. — Thèse Paris, 1894-95.

Jeanty. — Thèse Paris, 1899-1900.

Kocher. — Mob. duod. u. gastro-duod. (Centb. f. Chir., 1903, n° 2.)

— Choledocoduodenostomia interna. (Korrsp. f. Schweizer Arzte, 1895, p. 143.)

Kraske. — Operative Entfernung des Steinecholedochus. (Vortrag am 33 Kongress f. Chir. in Berlin.)

Kehr. — Tecknik der Gallensteinoperationen. (Munchen, 1905.) (Livre traduit par le médecin aide-major Fourcade.)

A. Lane. — The Lancet, 1894.

Leriche. — Thèse Lyon, 1905-1906.

Leriche. — De la mobil. du duod. (Lyon méd., mai 1906.)

— Des fistules gastriques et duodénales après pylorectomie. (Lyon méd., 31 déc. 1905.)

— Technique opératoire de la pyloro-gastrectomie pour cancer. Application de la mobilisation du duodénum aux résections gastriques. (Rev. Chir., 10 juillet 1906.)

— Recherches sur la région rétro-duodénale. (Lyon méd., 1906.)

Lorenz. — Mobiliesierung des Duodenum u. Eingriffe am Gallensystem. (Centb. f. Chir., 1903, n° 21.)

— Uber den Wert des Mobiliesierung des Duodenum bei Operationen wegen steinen in der tiefen Gallenwegen. (Deutsch. Zeits. f. Chir., 1905, p. 337.)

Michaux. — Soc. Chir., 1896, p. 447, et 1907.

Ohl. — Beitrage z. Frage der Choledoco-duodenostomia. (Deutsch. Zeits. f. Chir., tome 72, p. 83.)

Okinczyc. — Thèse Paris, 1907.

Pantaloni. — Arch. Prov. Chir., mars 1905 et 1906.

Payr. — Die Mobiliesierung d. Duodenum nach Kocher z. Entfernung retroduodenal liegender Choledochusteine. (Deutsch. Zeits. f. Chir., 1904.)

— Wiener Klin. Wochenschrift, 1905. S. 209.

Patel. — Traité de Chir. : les Hernies, avec Jaboulay, 1908.

L. Picqué. — Soc. Chir., 30 juillet 1907.

Poncet et Delore. — Lyon méd., 23 juillet 1905.

Quenu. — Soc. Chir., 15 nov. 1905.

Quenu et Duval. — Rev. Chir., oct. 1905.

De Quervain. — Zur frage des retroduodenale Choledocotomie. (Centb. f. Chir., n° 40, 1903.)

Sencert. — Rev. méd. Est, p. 665, 1905.

— Exploration rétropancréat. du cholédoque après mob. du duodénum. (Rev. méd. Est, 1905.)

— Opérations sur la portion rétro-pancréat. du cholédoque après mob. du duodénum. (Rev. Gyn. Chir. abd., 1906.)

Schultze. — Beitrag z. Magen chir. eine Modifikation des Kocherschen Magenresecktion. (Deut. Zeit. Chir., 1905.)

Souligoux. — Soc. Chir., 1907.

Terrier. — Soc. Chir., 20 déc. 1905. 1907, janvier.

Tuffier. — Soc. Chir., 13 déc. 1905.

Vautrin. — Rev. méd. Est, 1905, p. 149.

— Rev. Chir., 1896.

— Arch. Prov. Chir., mars 1907.

— Rev. Chir., 1907.

Villar. — Gaz. Bordeaux, 4 fév. 1906.

— Chirurgie du Pancréas. (Paris 1906.)

Villard. — Gastro-duodénostomie sous-pylorique. (Rev. Chir., 1900.)

Wiart. — Thèse Paris, 1898-99.

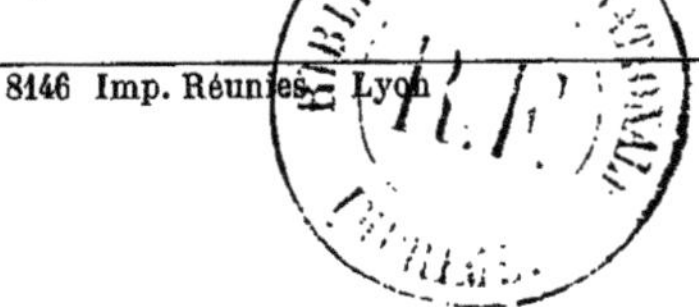